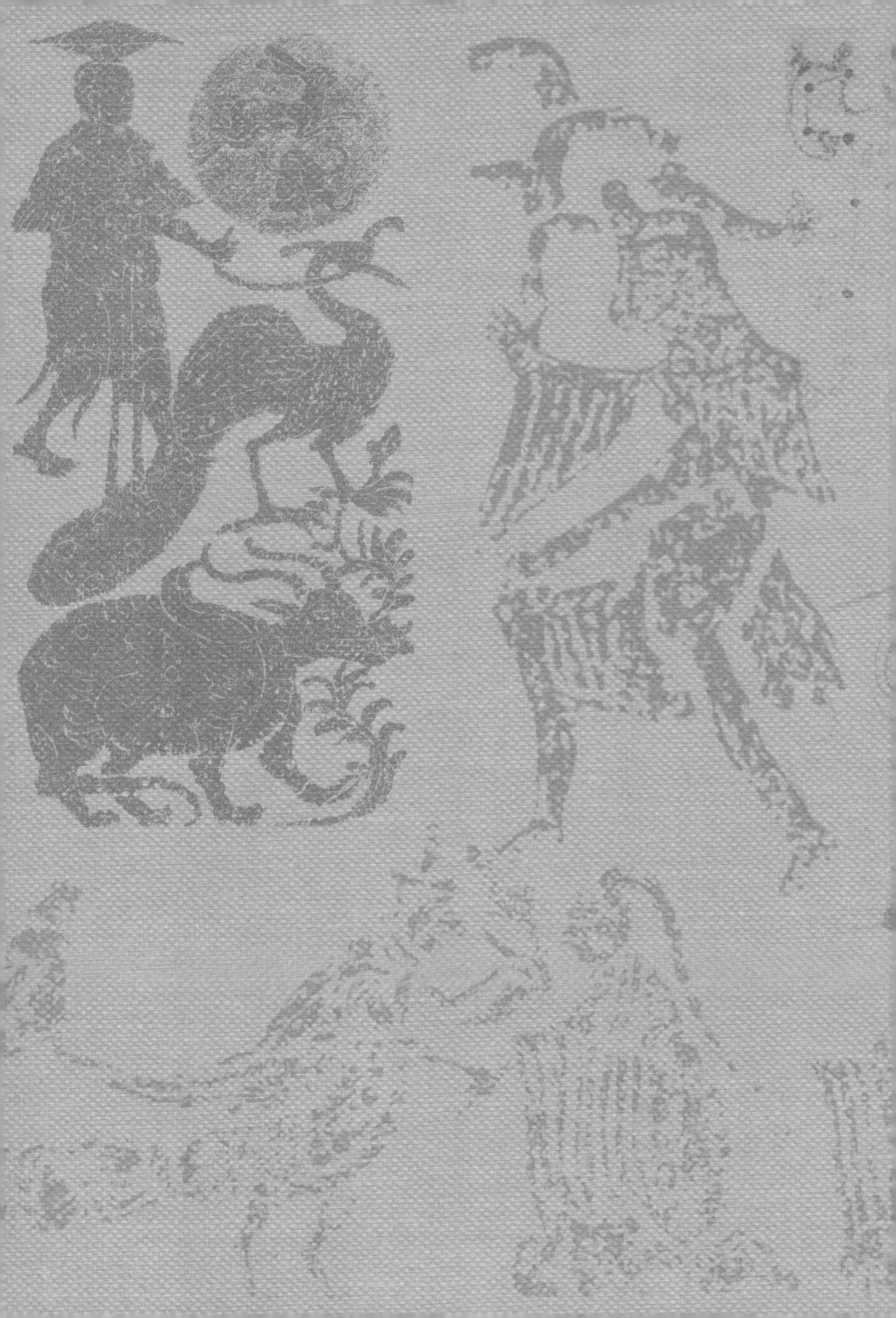

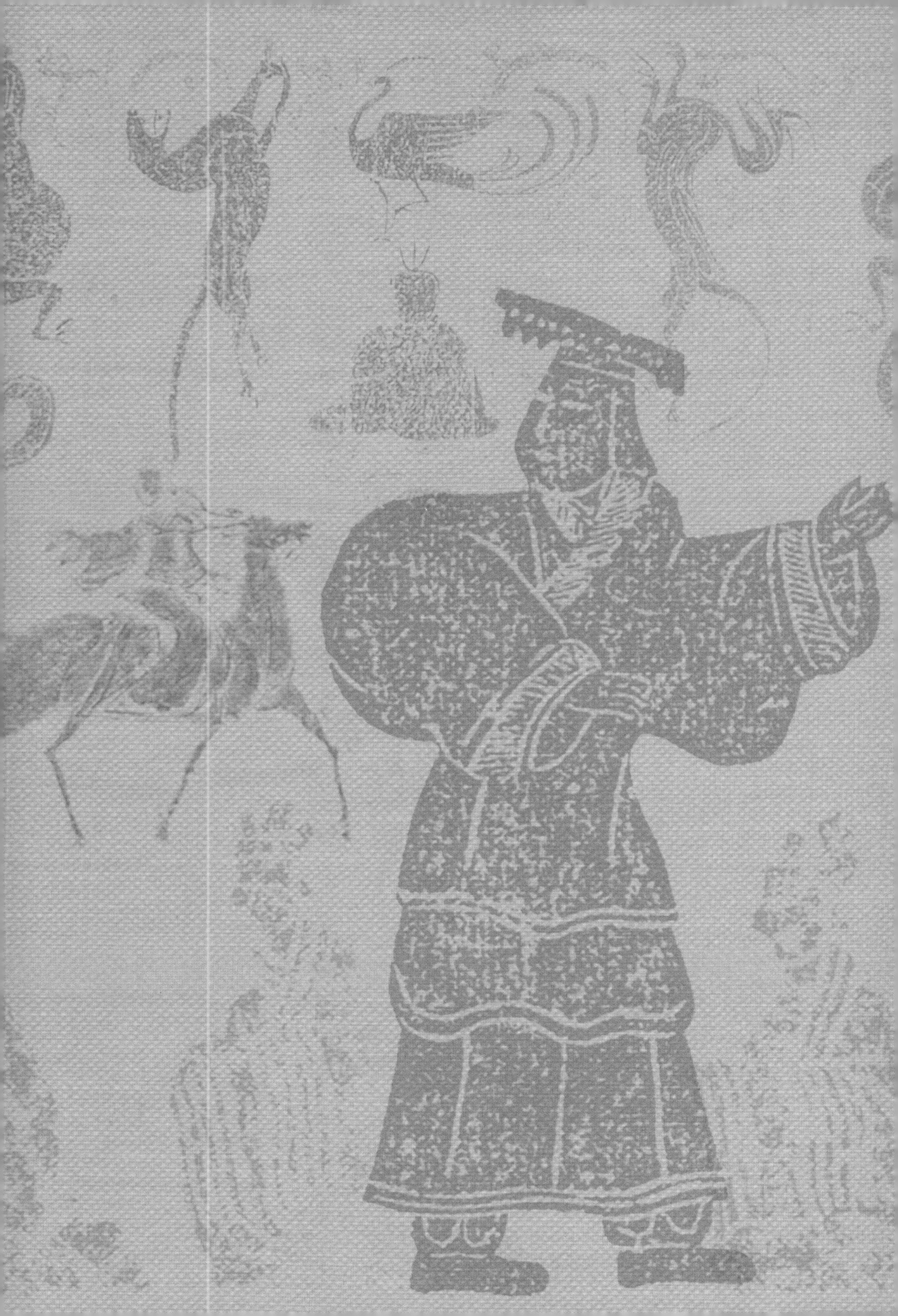

中国古医籍整理丛书

内外验方秘传

清·赵濂 著

刘娟 程守祯 校注

中国中医药出版社

·北京·

图书在版编目（CIP）数据

内外验方秘传/（清）赵濂著；刘娟，程守祯校注．—北京：中国中医药出版社，2015. 12（2025.4 重印）

（中国古医籍整理丛书）

ISBN 978－7－5132－2826－8

Ⅰ．①内… Ⅱ．①赵… ②刘… ③程… Ⅲ．①验方－汇编－中国－清代 Ⅳ．①R289. 349

中国版本图书馆 CIP 数据核字（2015）第 257431 号

中国中医药出版社出版

北京经济技术开发区科创十三街 31 号院二区 8 号楼

邮政编码 100176

传真 010 64405721

北京盛通印刷股份有限公司印刷

各地新华书店经销

*

开本 710×1000 1/16 印张 8. 5 字数 85 千字

2015 年 12 月第 1 版 2025 年 4 月第 3 次印刷

书 号 ISBN 978－7－5132－2826－8

*

定价 25. 00 元

网址 www. cptcm. com

服务热线 010 64405510

购书热线 010 89535836

微信服务号 zgzyycbs

书店网址 csln. net/qksd/

官方微博 http：//e. weibo. com/cptcm

淘宝天猫网址 http：//zgzyycbs. tmall. com

国家中医药管理局
中医药古籍保护与利用能力建设项目
组织工作委员会

主　任　委　员　王国强

副 主 任 委 员　王志勇　李大宁

执行主任委员　曹洪欣　苏钢强　王国辰　欧阳兵

执行副主任委员　李　昱　武　东　李秀明　张成博

委　　　　　员

各省市项目组分管领导和主要专家

（山东省）武继彪　欧阳兵　张成博　贾青顺

（江苏省）吴勉华　周仲瑛　段金廒　胡　烈

（上海市）张怀琼　季　光　严世芸　段逸山

（福建省）阮诗玮　陈立典　李灿东　纪立金

（浙江省）徐伟伟　范永升　柴可群　盛增秀

（陕西省）黄立勋　呼　燕　魏少阳　苏荣彪

（河南省）夏祖昌　刘文第　韩新峰　许敬生

（辽宁省）杨关林　康廷国　石　岩　李德新

（四川省）杨殿兴　梁繁荣　余曙光　张　毅

各项目组负责人

王振国（山东省）　王旭东（江苏省）　张如青（上海市）

李灿东（福建省）　陈勇毅（浙江省）　焦振廉（陕西省）

蔡永敏（河南省）　鞠宝兆（辽宁省）　和中浚（四川省）

项目专家组

顾　问　马继兴　张灿玾　李经纬

组　长　余瀛鳌

成　员　李致忠　钱超尘　段逸山　严世芸　鲁兆麟
郑金生　林端宜　欧阳兵　高文柱　柳长华
王振国　王旭东　崔　蒙　严季澜　黄龙祥
陈勇毅　张志清

项目办公室（组织工作委员会办公室）

主　任　王振国　王思成

副主任　王振宇　刘群峰　陈榕虎　杨振宁　朱毓梅
刘更生　华中健

成　员　陈丽娜　邱　岳　王　庆　王　鹏　王春燕
郭瑞华　宋咏梅　周　扬　范　磊　张永泰
罗海鹰　王　爽　王　捷　贺晓路　熊智波

秘　书　张丰聪

前言

中医药古籍是传承中华优秀文化的重要载体，也是中医学传承数千年的知识宝库，凝聚着中华民族特有的精神价值、思维方法、生命理论和医疗经验，不仅对于传承中医学术具有重要的历史价值，更是现代中医药科技创新和学术进步的源头和根基。保护和利用好中医药古籍，是弘扬中国优秀传统文化、传承中医学术的必由之路，事关中医药事业发展全局。

1949年以来，在政府的大力支持和推动下，开展了系统的中医药古籍整理研究。1958年，国务院科学规划委员会古籍整理出版规划小组在北京成立，负责指导全国的古籍整理出版工作。1982年，国务院古籍整理出版规划小组召开全国古籍整理出版规划会议，制定了《古籍整理出版规划（1982—1990）》，卫生部先后下达了两批200余种中医古籍整理任务，掀起了中医古籍整理研究的新高潮，对中医文化与学术的弘扬、传承和发展，发挥了极其重要的作用，产生了不可估量的深远影响。

2007年《国务院办公厅关于进一步加强古籍保护工作的意见》明确提出进一步加强古籍整理、出版和研究利用，以及

"保护为主、抢救第一、合理利用、加强管理"的方针。2009年《国务院关于扶持和促进中医药事业发展的若干意见》指出，要"开展中医药古籍普查登记，建立综合信息数据库和珍贵古籍名录，加强整理、出版、研究和利用"。《中医药创新发展规划纲要（2006—2020）》强调继承与创新并重，推动中医药传承与创新发展。

2003～2010年，国家财政多次立项支持中国中医科学院开展针对性中医药古籍抢救保护工作，在中国中医科学院图书馆设立全国唯一的行业古籍保护中心，影印抢救濒危珍本、孤本中医古籍1640余种；整理发布《中国中医古籍总目》；遴选351种孤本收入《中医古籍孤本大全》影印出版；开展了海外中医古籍目录调研和孤本回归工作，收集了11个国家和2个地区137个图书馆的240余种书目，基本摸清流失海外的中医古籍现状，确定国内失传的中医药古籍共有220种，复制出版海外所藏中医药古籍133种。2010年，国家财政部、国家中医药管理局设立"中医药古籍保护与利用能力建设项目"，资助整理400余种中医药古籍，并着眼于加强中医药古籍保护和研究机构建设，培养中医古籍整理研究的后备人才，全面提高中医药古籍保护与利用能力。

在此，国家中医药管理局成立了中医药古籍保护和利用专家组和项目办公室，专家组负责项目指导、咨询、质量把关，项目办公室负责实施过程的统筹协调。专家组成员对古籍整理研究具有丰富的经验，有的专家从事古籍整理研究长达70余年，深知中医药古籍整理研究的重要性、艰巨性与复杂性，履行职责认真务实。专家组从书目确定、版本选择、点校、注释等各方面，为项目实施提供了强有力的专业指导。老一辈专家的学术水平和智慧，是项目成功的重要保证。项目承担单位山东中医药大学、南京中医药大学、上海中医药大学、福建中医药大学、浙江省中医药研究院、陕西省中医药研究院、河南省中医药研究院、辽宁中医药大学、成都中医药大学及所在省市中医药管理部门精心组织，充分发挥区域间互补协作的优势，并得到承担项目出版工作的中国中医药出版社大力配合，全面推进中医药古籍保护与利用网络体系的构建和人才队伍建设，使一批有志于中医学术传承与古籍整理工作的人才凝聚在一起，研究队伍日益壮大，研究水平不断提高。

本着“抢救、保护、发掘、利用”的理念，该项目重点选择近60年未曾出版的重要古医籍，综合考虑所选古籍的保护价值、学术价值和实用价值。400余种中医药古籍涵盖了医经、基础理论、诊法、伤寒金匮、温病、本草、方书、内科、外科、女科、儿科、伤科、眼科、咽喉口齿、针灸推拿、养生、医案医话医论、医史、临证综合等门类，跨越唐、宋、金元、明以迄清末。全部古籍均按照项目办公室组织完成的行业标准《中医古籍整理规范》及《中医药古籍整理细则》进行整理校注，绝大多数中医药古籍是第一次校注出版，一批孤本、稿本、抄本更是首次整理面世。对一些重要学术问题的研究成果，则集中收录于各书的“校注说明”或“校注后记”中。

“既出书又出人”是本项目追求的目标。近年来，中医药古籍整理工作形势严峻，老一辈逐渐退出，新一代普遍存在整理研究古籍的经验不足、专业思想不坚定等问题，使中医古籍整理面临人才流失严重、青黄不接的局面。通过本项目实施，搭建平台，完善机制，培养队伍，提升能力，经过近5年的建设，锻炼了一批优秀人才，老中青三代齐聚一堂，有效地稳定了研究队伍，为中医药古籍整理工作的开展和中医文化与学术的传承提供必备的知识和人才储备。

本项目的实施与《中国古医籍整理丛书》的出版，对于加强中医药古籍文献研究队伍建设、建立古籍研究平台，提高古籍整理水平均具有积极的推动作用，对弘扬我国优秀传统文化，推进中医药继承创新，进一步发挥中医药服务民众的养生保健与防病治病作用将产生深远影响。

第九届、第十届全国人大常委会副委员长许嘉璐先生，国家卫生计生委副主任、国家中医药管理局局长、中华中医药学会会长王国强先生，我国著名医史文献专家、中国中医科学院马继兴先生在百忙之中为丛书作序，我们深表敬意和感谢。

由于参与校注整理工作的人员较多，水平不一，诸多方面尚未臻完善，希望专家、读者不吝赐教。

国家中医药管理局中医药古籍保护与利用能力建设项目办公室

二〇一四年十二月

许序

“中医”之名立，迄今不逾百年，所以冠以“中”字者，以别于“洋”与“西”也。慎思之，明辨之，斯名之出，无奈耳，或亦时人不甘泯没而特标其犹在之举也。

前此，祖传医术（今世方称为“学”）绵延数千载，救民无数；华夏屡遭时疫，皆仰之以度困厄。中华民族之未如印第安遭染殖民者所携疾病而族灭者，中医之功也。

医兴则国兴，国强则医强。百年运衰，岂但国土肢解，五千年文明亦不得全，非遭泯灭，即蒙冤扭曲。西方医学以其捷便速效，始则为传教之利器，继则以“科学”之冕畅行于中华。中医虽为内外所夹击，斥之为蒙昧，为伪医，然四亿同胞衣食不保，得获西医之益者甚寡，中医犹为人民之所赖。虽然，中国医学日益陵替，乃不可免，势使之然也。呜呼！覆巢之下安有完卵？

嗣后，国家新生，中医旋即得以重振，与西医并举，探寻结合之路。今也，中华诸多文化，自民俗、礼仪、工艺、戏曲、历史、文学，以至伦理、信仰，皆渐复起，中国医学之兴乃属必然。

迄今中医犹为国家医疗系统之辅，城市尤甚。何哉？盖一则西医赖声、光、电技术而于20世纪发展极速，中医则难见其进。二则国人惊羡西医之“立竿见影”，遂以为其事事胜于中医。然西医已自觉将入绝境：其若干医法正负效应相若，甚或负远逾于正；研究医理者，渐知人乃一整体，心、身非如中世纪所认定为二对立物，且人体亦非宇宙之中心，仅为其一小单位，与宇宙万象万物息息相关。认识至此，其已向中国医学之理念“靠拢”矣，虽彼未必知中国医学何如也。唯其不知中国医理何如，纯由其实践而有所悟，益以证中国之认识人体不为伪，亦不为玄虚。然国人知此趋向者，几人？

国医欲再现宋明清高峰，成国中主流医学，则一须继承，一须创新。继承则必深研原典，激清汰浊，复吸纳西医及我藏、蒙、维、回、苗、彝诸民族医术之精华；创新之道，在于今之科技，既用其器，亦参照其道，反思己之医理，审问之，笃行之，深化之，普及之，于普及中认知人体及环境古今之异，以建成当代国医理论。欲达于斯境，或需百年欤？予恐西医既已醒悟，若加力吸收中医精粹，促中医西医深度结合，形成21世纪之新医学，届时“制高点”将在何方？国人于此转折之机，能不忧虑而奋力乎？

予所谓深研之原典，非指一二习见之书、千古权威之作；就医界整体言之，所传所承自应为医籍之全部。盖后世名医所著，乃其秉诸前人所述，总结终生行医用药经验所得，自当已成今世、后世之要籍。

盛世修典，信然。盖典籍得修，方可言传言承。虽前此50余载已启医籍整理、出版之役，惜旋即中辍。阅20载再兴整理、出版之潮，世所罕见之要籍千余部陆续问世，洋洋大观。

今复有“中医药古籍保护与利用能力建设”之工程，集九省市专家，历经五载，董理出版自唐迄清医籍，都400余种，凡中医之基础医理、伤寒、温病及各科诊治、医案医话、推拿本草，俱涵盖之。

噫！璐既知此，能不胜其悦乎？汇集刻印医籍，自古有之，然孰与今世之盛且精也！自今而后，中国医家及患者，得览斯典，当于前人益敬而畏之矣。中华民族之屡经灾难而益蕃，乃至未来之永续，端赖之也，自今以往岂可不后出转精乎？典籍既蜂出矣，余则有望于来者。

谨序。

第九届、十届全国人大常委会副委员长

許嘉璐

二〇一四年冬

王 序

中医学是中华民族在长期生产生活实践中，在与疾病作斗争中逐步形成并不断丰富发展的医学科学，是中国古代科学的瑰宝，为中华民族的繁衍昌盛作出了巨大贡献，对世界文明进步产生了积极影响。时至今日，中医学作为我国医学的特色和重要医药卫生资源，与西医学相互补充、相互促进、协调发展，共同担负着维护和促进人民健康的任务，已成为我国医药卫生事业的重要特征和显著优势。

中医药古籍在存世的中华古籍中占有相当重要的比重，不仅是中医学术传承数千年最为重要的知识载体，也是中医为中华民族繁衍昌盛发挥重要作用的历史见证。中医药典籍不仅承载着中医的学术经验，而且蕴含着中华民族优秀的思想文化，凝聚着中华民族的聪明智慧，是祖先留给我们的宝贵物质财富和精神财富。加强对中医药古籍的保护与利用，既是中医学发展的需要，也是传承中华文化的迫切要求，更是历史赋予我们的责任。

2010 年，国家中医药管理局启动了中医药古籍保护与利用能力建设项目。这既是传承中医药的重要工程，也是弘扬优秀民族文化的重要举措，不仅能够全面推进中医药的有效继承和创新发展，为维护人民健康作出贡献，也能够彰显中华民族的璀璨文化，为实现中华民族伟大复兴的中国梦作出贡献。

相信这项工作一定能造福当今，嘉惠后世，福泽绵长。

国家卫生和计划生育委员会副主任

国家中医药管理局局长

中华中医药学会会长

王国强

二〇一四年十二月

马 序

新中国成立以来，党和国家高度重视中医药事业发展，重视古籍的保护、整理和研究工作。自1958年始，国务院先后成立了三届古籍整理出版规划小组，分别由齐燕铭、李一氓、匡亚明担任组长，主持制定了《整理和出版古籍十年规划(1962—1972)》《古籍整理出版规划（1982—1990)》《中国古籍整理出版十年规划和“八五”计划（1991—2000)》等，而第三次规划中医药古籍整理即纳入其中。1982年9月，卫生部下发《1982—1990年中医古籍整理出版规划》，1983年1月，中医古籍整理出版办公室正式成立，保证了中医古籍整理出版规划的实施。2002年2月，《国家古籍整理出版“十五”（2001—2005）重点规划》经新闻出版署和全国古籍整理出版规划领导小组批准，颁布实施。其后，又陆续制定了国家古籍整理出版“十一五”和“十二五”重点规划。国家财政多次立项支持中国中医科学院开展针对性中医药古籍抢救保护工作，文化部在中国中医科学院图书馆专门设立全国唯一的行业古籍保护中心，国家先后投入中医药古籍保护专项经费超过3000万元，影印抢救濒危珍、善、孤本中医古籍1640余种，开展了海外中医古籍目录调研和孤本回归工作。2010年，国家财政部、国家中医药管理局安排国家公共卫生专项资金，设立了“中医药古籍保护与利用能力建设项目”，这是继1982～1986年第一批、第二批重要中医药古籍整理之后的又一次大规模古籍整理工程，重点整理新中国成立后未曾出版的重要古籍，目标是形成并普及规范的通行本、传世本。

为保证项目的顺利实施，项目组特别成立了专家组，承担咨询和技术指导，以及古籍出版之前的审定工作。专家组中的许多成员虽逾古稀之年，但老骥伏枥，孜孜不倦，不仅对项目进行宏观指导和质量把关，更重要的是通过古籍整理，以老带新，言传身教，培养一批中医药古籍整理研究的后备人才，促进了中医药古籍保护和研究机构建设，全面提升了我国中医药古籍保护与利用能力。

作为项目组顾问之一，我深感中医药古籍保护、抢救与整理工作的重要性和紧迫性，也深知传承中医药古籍整理经验任重而道远。令人欣慰的是，在项目实施过程中，我看到了老中青三代的紧密衔接，看到了大家的坚持和努力，看到了年轻一代的成长。相信中医药古籍整理工作的将来会越来越好，中医药学的发展会越来越好。

欣喜之余，以是为序。

中国中医科学院研究员

马继兴

二〇一四年十二月

校注说明

《内外验方秘传》是清末名医赵濂编著的一部经验方书。赵濂，字竹泉，镇江（今江苏镇江）人，约生于清嘉庆二十一年（1816）至道光元年（1821）之间，卒于光绪二十三年（1897）八月之后。赵氏学贯古今，精于医术，清同治、光绪年间以医闻名于时。其医著除《内外验方秘传》外，尚有《医门补要》三卷、《伤科大成》一卷、《青囊立效方》二卷传世。

《内外验方秘传》共两卷，十五门，内容涉及内、外、妇、儿、急症、五官等临床各科，载汤液类、丸散类等验方三百多条，为作者精研古方、融会时法，积五十余年临症之经历而变化裁成。书后附“霍乱痧症挈要”一卷，对霍乱复杂之情况条分缕析，同具临症参考价值。

本书现存版本有：清光绪刻本、民国十九年（1930）上海务本书药社出版的铅字本（以下简称“务本书药社本”）、新中国成立后泰州新华书店古旧部传抄的现代手抄本。本次整理以中国医学科学院图书馆所藏清光绪刻本为底本，以务本书药社本为主校本，以中国国家图书馆所藏泰州新华书店手抄本（以下称“泰州新华书店手抄本”）为参校本，以《医门补要》（上海卫生出版社，1957）为他校本。具体校注原则如下：

1. 原繁体竖排改为简体横排，并加标点。

2. 凡底本中“右”字指上文者，改为“上”字。

3. 凡底本文字属笔画之误，如己巳、未末不分者，或“祛”误作“祛”者，径改，不出校。底本中为中药制法的

“煅”字，皆误刻为“煆”，径改不出校。

4. 底本中之古字、异体字、俗写字，径改为规范用字，不出校。通假字出校说明。避讳用字，如“玄”缺最后一笔，“歷（历）”改为的“歴”，径改回原字，不出校。方名、药名中因避“玄”字而改用的“元”，如“元明醋”“元明粉”，保留不改，亦不出注。

5. 底本中药名属别名、异名者保留不改；少见生僻者，出校或出注说明。药物剂量为俗写者，今以规范字律齐。

6. 底本中刻写体例与上下文不一者，据全书体例修正，不出校。

7. 原版心处之“序”“论”等字一并删除，同时在赵濂自序、马培之序及徐兆英附卷序前，分别增加“自序”“马序”及“徐兆英序”字样。

8. 底本无目录，今据正文提取，置于正文之前。正文增加“上卷内科验方”“下卷外科验方”及“附卷霍乱痧症挈要”标题，并在目录中体现。

9. 冷僻字词加注音、释义，注音采用拼音与直音两种方法。

自序

立方始自仲圣，厥后代不乏人。医者先须精研古方，使胸中早具成竹，然后融会时法，以此济世，自有指下春回之妙。且古人焉能历遍诸疾而预立全方，俾后世遵从而未可变易，有是理乎？夫亦因乎气运①适逢其会，因地制宜，因病立方而已。由此观之，古人得毋有遗憾耶？则是不知古人立方之深意，而以为不足重，则惑之甚者也。然而方者，法也。通乎法之中，而化出法之外，流通活泼，如珠走盘，范围②而不过焉，斯亦可矣。若遇病用药，药不执方，方须活法，法以制宜，是法之不可无者，而方之不必立也。凡症之不常见者，偶一遇之，无俟迟疑，须触类而旁通其法，运其心思，鼓其识力，施其技巧，径似庖丁解牛，不难应手而效。至于徒执板方以疗人疾而不知变化者，奚益于病？故余补立诸法，备人采择。本乎临症而来，非由臆度以惑世诬③民。所谓法出于方而方之不可泥者，庶乎近焉。噫！古今来著书浩博，论理明通，辅翼医林者实繁有徒，而所载方法悉从经历，骤使获效，粹然以精者，未易数数覯也。虽然，方固有善有不善，能用方者，不善而化于善；不能用方者，即善而亦使为不善也。若谓古今医籍尚夥④，竟⑤未尝熟读

① 气运：即运气，五运六气。
② 范围：效法。《周易·系辞上》："范围天地之化而不过。"
③ 诬：欺骗。
④ 夥（huǒ 火）：多。
⑤ 竟：终。

深思，理精义彻，临症多历年所①者，何能臻乎神妙也？医之道，岂不戛戛②乎难也哉！所难者先在识病，尤在用药。病犹敌也，药犹兵也；兵强始可克敌，药精方能去病，其义一也。爰弁数语于简端。

光绪乙未③孟春京江④赵濂竹泉序于广陵⑤客邸

① 年所：年数。《文选·朱浮〈为幽州牧与彭宠书〉》刘良注："所，数也。"

② 戛戛（jiá 荚）：困难貌。

③ 光绪乙未：光绪二十一年（1895）。

④ 京江：长江流经江苏镇江市北的一段称京江，由镇江古名京口而得名。此指镇江。

⑤ 广陵：今江苏扬州。

马 序

六淫之气往来于天地，人生日夜熏炙其中，强者无所沾染，弱者或易感病。盖病变万端，总不出外感内伤而已。一有病现，安得不医？而医欲去病，必先定方，方不先定，病从何去？夫方有寒热攻补，粗而言之，则以寒治热，以热治寒，以攻治实，以补治虚，谁曰不知？然而精而言之，则寒中有热，热中有寒，寒极似热，热极似寒，虚中有实，实中有虚，宜重宜轻，各有其当。此中玄奥，非浅尝者所能窥其底蕴。

惟竹泉赵君，于医道潜心殚虑，极五十余年临症之经历，变化裁成，遂撰《内外验方秘传》二卷，深得个中三昧，俾人人可以对病检方而施治，足见心存仁术，学贯古今，可征炉火纯青之妙。以之济世，其功岂不伟哉！虽然姑且滞于名山，留诸石室，犹之和璧隋珠，不至泯没，终必发其精华。适逢锓板①事蒇②，不仅后来纸贵五都③，而其流泽于人者，更无穷也。

光绪乙酉④仲秋月孟河⑤马培之⑥拜序于京口⑦旅邸

---

① 锓（qǐn 寝）板：刻版。锓，雕刻。

② 蒇（chǎn 产）：完成。

③ 纸贵五都：义同“洛阳纸贵”。五都，古代五大城市，历代所指不一。

④ 光绪乙酉：光绪十一年（1885）。

⑤ 孟河：又称孟城，今属江苏常州。

⑥ 马培之：马文植（1820－1903），字培之。清代著名医家，孟河医派代表人物之一。

⑦ 京口：镇江古名。

目　录

上卷　内科验方

下卷　外科验方

附卷　霍乱痧症挈要

上卷　内科验方

外感杂症门以下诸方须见症变通，不可执滞，误人罔效

咳久肺虚，冒风寒即咳，痰鸣气粗

苏叶六分　桔梗一钱　杏仁二钱　半夏一钱　牛子一钱五分　西党参五分　橘红一钱　白术四分　防风八分　前胡八分

引冰糖二钱。

冬月伤于风寒咳嗽脉来浮迟

桂枝四分　桔梗一钱　苏叶八分　杏仁二钱　半夏一钱　防风一钱　橘红一钱

引生姜二片。

四季冒风咳嗽脉来浮缓，不可用温燥药

桔梗一钱　牛子二钱　杏仁二钱　苏叶六分　荆芥一钱　前胡八分　陈皮一钱

春夏秋三时燥热熏肺作咳者脉来洪数

桑叶一钱　白菊二钱　桔梗一钱　象贝一钱　白前八分　马兜铃一钱　叭杏仁[①]二钱　火麻仁三钱　炙杷叶一钱　膨大海二个

引野菜花三钱。

---

① 叭杏仁：甜杏仁。

阴虚浮火冲肺作咳者脉来细弱带数，喉燥，入夜蒸热

苏子一钱五分　叭杏仁二钱　北沙参二钱　炒蛤粉二钱　阿胶一钱　料豆三钱　白芍一钱　蒌仁三钱　橘络一钱　生地炭三钱　桑白皮二钱，炙

引干猪皮一两。

脾土虚不生肺金作咳者脉来虚缓，痰多

南沙参一钱五分　西党参三钱　白术一钱　茯苓二钱　山药二钱　炒苡仁三钱　扁豆三钱　玉竹三钱　百合三钱　宋半夏①一钱　橘红八分

引饴糖六钱。

肝火冲肺作咳，咳则左肋引疼脉浮弦而数

石决明四钱　白菊二钱　蒌仁三钱　羚羊片八分　海浮石一钱　白前六分　苏子一钱五分　夏枯草三钱　杏仁一钱五分　贝母一钱　桑白皮二钱　丹皮②一钱　马兜铃一钱　膨大海三③个

引炙杷叶、茅根、荠菜花。

春冬风温咳嗽脉浮而数，头疼发热，口渴，畏风

桔梗一钱　杏仁二钱　桑叶一钱　牛子二钱　薄荷八分　前胡八分　豆豉三钱　郁金一钱

---

① 宋半夏：宋制半夏。

② 丹皮：两字间原有一似“八”又似“入”之不清晰文字，当为衍文，今据务本书药社本删。

③ 三：原缺，据务本书药社本补。

引炙杷叶六分。

秋燥咳嗽右脉数大

杏仁二钱　桔梗一钱　桑叶一钱　白菊二钱　连翘二钱　薄荷六分　苏子一钱　火麻仁二钱

引炙杷叶五分。

夏日伤风咳嗽不可温散

桔梗　牛子　杏仁　薄荷　桑叶　白菊花　炙杷叶

虚人冒风旧哮复发，气壅痰鸣不能卧脉细促欲绝，不可过散

孩儿参五分，米炒　桔梗六分　茯苓一钱　杏仁一钱　苏子一钱　半夏六分　橘红五分　南烛子八分

引冰糖二钱、降香末三分。

上药孩儿参补[①]虚，余药逐风、化痰、降肺。

每触风寒，咳嗽痰鸣举发[②]

炙麻黄三分　桂枝三分　杏仁二钱　苏叶六分　桔梗一钱　半夏一钱　陈皮一钱

引生姜二片。春夏去麻黄。

冒风劳作喘咳，痰响气促

杏仁二钱　桔梗一钱　苏子一钱　党参二钱　炙芪二钱　白术一钱　当归二钱　破故纸三钱　肉桂三分　煅磁石一钱

① 补：原作“辅”，据务本书药社本改。
② 举发：发作。

紫石英三钱，煅

引青铅五钱。胡桃仁三个过口[1]。

哮症，喘急痰响渐退，咳未止

干姜三分　五味三分　南烛子一钱五分　叭杏仁二钱　炒白芍一钱　苏子一钱　宋半夏一钱　白芥子二分　橘红一钱　炙紫菀一钱

引红枣二枚。

时邪似疟非疟日久，诸药不效

早进鳖甲丸五分，午服甘露消毒丹一粒。二旬不换方，自效。外以荷叶包新稻一百零八粒，煎汤代茶时饮。

暑疟心烦燥，舌尖红，寒热分清

黄连三分　香茹四分　川朴[2]一钱　扁豆三钱　生甘草三分

煎，露一宿，五更炖热饮。

用药不拘病之日久凡时邪，初被凉药或暖剂所误，烦热不退，虽一二候，仍宜宣托

僵虫　郁金　桔梗　升麻　苏梗　桑叶　炙杷叶

一二帖，症自退。

凡时感邪入心胞，神昏谵语等症

炙甘草三钱　生地二钱　阿胶一钱　麦冬一钱　郁金一

---

① 过口：犹下药。
② 川朴：原作"小朴"，据务本书药社本改。

钱　白芍一钱　连翘心一钱五分

引石菖蒲八分。

首夏温热右脉洪大，发热，口渴，咽干

桔梗一钱　薄荷八分　荆芥二钱　豆豉三钱　银花一钱　蝉衣一钱　牛子二钱　杏仁二钱

引竹叶十片。

湿温脉弦而软，发热恶寒，头痛身重，胸痞不渴

杏仁二钱　郁金一钱　苡仁三钱　通草八分　茯苓皮三钱　厚朴一钱　半夏一钱　滑石二钱　香豉三钱

引赤豆皮三钱。

暑症右脉洪数，面赤，口渴，大汗

香茹五分　厚朴一钱　扁豆三钱　杏仁二钱　鸡苏散一钱　银花一钱　连翘二钱　郁金一钱

引荷叶三钱。

瘀疹右脉洪数倍于左

薄荷八分　桑叶二钱　连翘三钱　蒌皮三钱　银花一钱五分　郁金一钱　栀子一钱　射干一钱

引竹叶十二片。

上吐下泻霍乱脉象沉迟或伏

藿香一钱　赤苓一钱　六曲三钱　草朴一钱　枳壳一钱　半夏一钱　陈皮一钱　木香三分　苏梗一钱

引灶心土八钱。

暑痧，先肚痛后吐泻，发热面红，气促烦渴，脉数溺黄

香茹三分　薄荷五分　郁金一钱　佩兰一钱　银花一钱　扁豆三钱　蚕砂三钱　滑石二钱

引黍米四钱。

深秋伏暑晚发

桔梗一钱　杏仁二钱　郁金一钱　牛子二钱　豆豉三钱　薄荷八分　枳壳一钱

引炙杷叶一钱。

隆冬侵袭冷风严寒脉沉迟或伏，头痛形缩，口鼻气冷，背寒无汗，肢冷胸塞，皮肉色紫

杏仁二钱　羌活六分　独活八分　防风一钱　桂枝八分　附子八分　陈皮一钱

引生姜二片、青葱三支①。

疟疾门

初起疟

柴胡八分　灵仙一钱　苍术一钱　半夏一钱　青皮一钱　草朴一钱　茯苓三钱　草果六分　蜀漆一钱，酒炒

久　疟

潞党参三钱，米炒　炙耆三钱　当归二钱　白术一钱五分

① 支：原作“友”，据务本书药社本改。

甘杞子一钱五分　陈皮一钱　制首乌三钱　半夏一钱　乌梅八分

引生姜二片、红枣二个。

三阴疟

苍术二钱　当归四钱　甜茶三钱　槟榔三钱　灵仙二钱　青皮一钱五分　厚朴一钱五分　官桂一钱　草果八分　柴胡一钱　乌梅二钱　甲片一钱五分　红枣二个　生姜三片

水酒各半煎。日久者加白术、熟地、制首乌、党参。

痢疾门

夏伤暑湿致赤白痢

槟榔八分　木香六分　青皮一钱　川连　干姜各三分，拌炒　草朴一钱　银花炭一钱五分　山楂三钱　建曲二钱　麦芽三钱

引红、白扁豆花各三钱。

暑湿伤气分下白痢

干姜三分　吴萸三分　槟榔八分　陈皮一钱　枳壳一钱　木香五分　六和曲三钱　茯苓三钱　荜茇一钱

引车前子三钱。

暑湿伤血分下赤痢

白头翁一钱　红曲三钱　黄柏一钱　秦皮一钱　桃仁三钱　地榆一钱　槐花三钱　枳壳一钱五分　黄连三分，姜汁炒

引侧柏叶三钱。

痢夹表邪发热逆流挽舟法

柴胡八分　葛根一钱　荆芥一钱　薄荷八分　桔梗一钱　枳壳一钱　莱菔子二钱　麦芽三钱　山楂三钱

引红茶叶三钱。

开噤口痢散

煅蜗牛一个　茯苓一钱　陈皮一钱　石莲一钱　五谷虫①一钱五分　冬瓜仁一钱五分　石菖蒲七分　川连五分，姜汁炒　荷蒂二个

晒干为末，以陈米煎汤，分三次下。

泄泻门

湿邪下注大肠便泻脉来缓弱

赤苓三钱　炒泽泻一钱　炒神曲二钱　厚朴一钱　猪苓一钱　陈皮一钱　萹蓄一钱

引炒车前子二钱。

肝木侮中脾虚便泻脉来弦细

川楝子二钱　白术一钱　山药二钱　茯苓二钱　木香三分　五味炭五分　陈皮一钱　吴萸三分　西党参三钱，炒

引乌梅二枚。

命门火衰不生中土便泻脉来迟微

干姜六分　附子六分　吴萸三分　益智仁八分　炒党参

① 五谷虫：粪蛆。

二钱　白术一钱　陈皮一钱　胡芦巴二钱　破故纸三钱

引开口花椒十四粒。

湿火下注大肠洞泻无度脉来洪数，唇燥口渴，身热溲赤

赤苓二钱　炒黄芩一钱　飞滑石三钱　黄连三分，桂枝水炒　防风一钱　炒栀子一钱　木香四分　通草八分

引车前草一棵。

久泻不止

枯矾　黄丹　石榴皮　松花　红曲

共为末，加砂糖、陈酒下。

肿症门

风肿脉浮溺涩，面目俱肿，咳嗽

防风一钱　独活八分　牛子二钱　杏仁二钱　五加皮一钱　茯苓皮二钱　苡仁三钱　厚朴一钱　陈皮一钱　冬瓜皮三钱

引椒目。

水肿脉来沉迟，一身尽肿，手捺陷下即起

苏子二钱　苡仁三钱　炒泽泻一钱　赤豆皮三钱　茯苓皮三钱　五加皮一钱　猪苓一钱　海金沙一钱　姜皮八分　木通一钱

引葱白四支。

胀满门

暴怒气结，胸膺胀痛，汤水不入脉来涩微不应指

郁金一钱　枳壳一钱　木香八分　沉香四分，以上四味磨汁　佩兰一钱　青皮一钱　苏梗一钱　玫瑰花一钱　香附一钱　佛手四分

引降香末八分。

湿热胀满脉来洪数，舌干唇燥，溺赤身热，腹软

赤苓皮三钱　泽泻一钱　通草八分　山栀皮一钱　厚朴八分　赤豆皮二钱　猪苓一钱　车前子二钱　滑石二钱　枳壳一钱

引干蟾皮一钱。

寒湿胀满脉来沉缓，舌腻，身凉，腹坚

苍术一钱五分　草果一钱　厚朴一钱　茯苓皮三钱　干姜六分　附子六分　陈皮一钱　官桂五分

引椒目。

气虚作胀脉来浮弱，身面俱肿，腹软，便溏，乏力

炒党参二钱　炒白术一钱　山药一钱五分　茯苓皮二钱　半夏一钱　炒苡仁三钱　陈皮一钱　炒冬瓜仁三钱　木香三分　莱菔子二钱，炒

引煨姜二片。

积滞胀满脉来滑实，腹硬作疼

焦楂三钱　建曲二钱　厚朴一钱　三棱[①]一钱　莪术一钱　枳实一钱五分　青皮一钱　木香五分　炒麦芽三钱　槟榔八分

引薤白四钱。

妇女血胀脉来沉涩，天癸不行

归尾三钱　桃仁三钱　泽兰一钱　炒干漆一钱　元胡索一钱五分　乳没各一钱　官桂八分　红花六分　䗪虫三钱　鸡内金三钱

引水红子三钱。

大便闭门

大便秘结

白蜜二两入铜勺内，火上熬稠，加牙皂末少许，作如笔套粗，长一寸半，插入肛门。半时许，即得大便。

润肠粥治老人大肠虚燥便结

柏子仁　火麻仁　松子仁　桃仁　当归　熟地　锁阳　淡苁蓉　阿胶　苏子　粳米

先煎汁，入米煮粥，加蜜和食。

大便闭大肠结燥

杏仁二钱　火麻仁三钱　郁李仁三钱　桃仁三钱　柏子仁三钱　归尾二钱　生地二钱

---

① 三棱：原作“三林”，据务本书药社本改。

引白蜜一两冲服。

大便闭

当归二钱　杏仁一钱　郁李仁三钱　桃仁三钱　莱菔子二钱　火麻仁三钱　枳壳一钱　柏子仁三钱

引白蜜一两、麻油一两冲服。

时邪有日，热退身凉，体不足大便闭结

东洋参一钱五分　玉竹四钱　阿胶一钱五分　淡苁蓉一钱五分　当归三钱　锦纹三钱，后下　元明粉三钱，冲服　川蜜一两，冲服

小便胀闭门

小便胀闭

桃枝　柳枝　葱各一把　明矾一两　萝卜子一两　皂角一两　不留行一两　木通五钱　花椒五钱　灯草五钱　食盐二两

煎滚水入桶内，坐熏。

小便闭气闭则溲不出

当归一两　川芎五钱　升麻二钱五分　柴胡二钱五分

煎服。

小便闭

桔梗一钱　升麻八分　瞿麦一钱　车前子三钱　冬葵子三钱　通草八分　不留行三钱　滑石二钱　石韦一钱

引琥珀末六分冲服。

小便闭左尺脉旺

桔梗一钱　升麻八分　紫菀一钱　木通一钱　泽泻一钱

瞿麦一钱　甘草梢五分

引琥珀末四分冲服。

金水伤极溲闭气喘肚胀，左尺脉虚

孩儿参一钱　玉竹二钱　百合二钱　生地三钱　泽泻一钱　知母一钱　黄柏一钱　麦冬一钱

引肉桂末四分冲服。

溲闭由体虚元气不化六脉虚弱

升麻五分　杏仁一钱　党参三钱　柴胡六分　炙芪三钱　当归二钱　车前子二钱　陈皮一钱

引萹蓄一钱。

胸胃痛门

肝木犯胃并寒停脘中作疼难忍方脉象沉涩，呕吐清水

郁金一钱　沉香三分　木香三分　乌梅二钱　官桂四分　白蔻三分　干姜三分　吴萸三分　枳壳一钱　草朴八分　陈皮一钱　半夏一钱

引佛手三分、姜汁少许，冲服。

肝火冲胃脘痛脉来弦数，烦躁作渴

左金丸八分　佩兰一钱　白芍一钱　木香二分　沉香三分　青皮一钱　枳壳一钱　姜汁炒山栀一钱　香附一钱　半夏一钱

引姜汁炒竹茹一钱。

中虚脘痛，有因寒引起，有受饥饿者脉来虚细

党参三钱　黄芪二钱　冬术一钱　当归二钱　白芍一钱　甘草三分　干姜四分　吴萸三分　木香三分　陈皮一钱　藿梗一钱

引红枣二个。

心胃痛

干姜三分　吴萸三分　白蔻三分　官桂四分　厚朴一钱　陈皮二钱　川楝子二钱　醋炒半夏一钱　木香二分　香附子一钱

引沉香片三分。

肝木犯胃脘痛，呕吐不食

川楝子二钱　吴萸三钱　白蔻三分　半夏一钱　官桂五分　木瓜一钱　良姜五分　乌药一钱　白芍一钱　厚朴一钱　枳壳一钱

引乌梅一钱五分。

肝火冲胃脘疼脉来弦数

黄连三钱，姜汁炒　木瓜一钱　白芍一钱，醋炒　乌梅一钱　栀子一钱，姜汁炒　枳壳一钱　沉香片三分

引开口花椒七粒。

痞满脘痛

苏梗一钱　枳壳一钱　白蔻三分　郁金一钱　沉香三分　陈皮一钱　木香四分　佩兰一钱　蒌皮三钱

引薤白三钱。

胸次[1]痹痛

枳壳一钱　厚朴一钱　杏仁二钱　薤白三钱　苏梗一钱　紫菀一钱　蒌皮三钱　香附一钱　桂枝四分

① 胸次：胸间。

头痛门

头痛肝风上犯如动脉状现太阳穴

苍耳子一钱　蔓荆子一钱　天麻六分　甘菊花二钱　桑叶一钱　白芍一钱　柴胡八分　薄荷五分

引荷叶边三钱。

血虚肝阳上冒头痛，引及巅顶

石决明五钱　白菊三钱　生地三钱　白芍一钱五分　阿胶一钱五分　生龟板五钱，打碎　制首乌三钱　料豆三钱　沙苑子三钱　北沙参三钱

引干荷叶四钱。

内伤杂症门

真中风

炙黄芪三钱　潞党参一钱五分　茯苓二钱　防风根八分　制豨莶三钱　当归三钱　半夏一钱五分　橘皮一钱　炙甘草三分

引竹沥三钱、姜汁五分。

类中风

潞党参三钱　茯苓二钱　当归二钱　甘杞子二钱　萸肉三钱　白蒺藜三钱　僵蚕二钱　半夏一钱五分　橘皮一钱

阳虚加附子一钱五分，鹿茸二钱。

阴虚已极者加熟地六钱，龟板三钱。

肺痈秘方

活乌鲤鱼一个重十二两，川贝母四钱入鱼腹内扎好，童便一碗，纳锡荡盆内蒸熟，一日食尽。

猪肺露治痰饮咳血

猪肺二个，洗净切片　麦冬二两，不去心　橘络五钱　五味五钱　橘红三钱，盐水炒　木蝴蝶八钱　乌饭叶[①]一两五钱　杏仁二两　南北沙参各三两　桔梗一两五钱　桑叶　宋半夏　冬术　茅花各一两五钱　甘草五钱　枇杷花一两五钱　枇杷叶五十片　梚米[②]三合

用罾[③]蒸，吊二十四斤为度，每早晚各温饮三两。

肝火旺极，串络烁筋，一身抽痛脉弦数，舌红口渴，呕恶

羚羊片一钱　钩藤一钱　夏枯草三钱　胡黄连五分　芦荟一钱　丹皮一钱　黄柏一钱　知母一钱　龟板六钱　阿胶一钱　泽泻一钱　山栀一钱　丝瓜络三钱　荷叶筋三钱　鲜夜交藤三钱

八物煎治劳碌伤气音哑难言

党参　黄芪　玉竹　白术　山药　百合　燕窝　桂元肉

老人用药法年老气血已虚，凡有外感，不可辛烈过散

以杏仁　郁金　荆芥　牛子　桔梗

---

① 乌饭叶：务本书药社本作“功劳叶”。

② 梚米：据方义疑为晚米。梚字疑误。

③ 罾（zēng 增）：罾网，古时一种以木棍或竹竿支架的方形鱼网。《说文》：“罾，鱼网也。”

夏宜　薄荷　豆豉

冬宜　苏叶　桂枝

虚者少加党参，助正托邪。

肺痹呃逆喘急，肚胀，音哑

桔梗　杏仁　苏梗　紫菀　沉香　前胡　佛手　枳壳

引枇杷叶。

肥人虚人劳动，忽手足软瘫

党参　黄芪　玉竹　白术　当归　白芍　五加皮　川断　陈皮　桂元肉

大人小儿忽手足软痿难动此肺热叶焦成痿躄

熟地　白芍　麦冬　丹皮　首乌　北沙参　生龟板　料豆　女贞子　阿胶　沙苑子

湿邪困脾，不思饮食，身倦力乏

焦赤苓二钱　焦苡仁三钱　焦六曲三钱　焦冬瓜仁三钱　焦茵陈二钱　焦泽泻一钱　焦车前子二钱　焦扁豆皮三钱

引焦陈米五钱。

痰　饮

苏子一钱　白术一钱　茯苓二钱　半夏一钱　陈皮一钱　肉果[1]六分　沉香三分　干姜三分

引红枣二个。

---

① 肉果：肉豆蔻。

不　寐

生地三钱　西洋参一钱　当归二钱　丹参三钱　煅龙齿二钱　熟枣仁二钱　茯神二钱　远志一钱　半夏三钱　竹茹三钱

引黄粟米二合、鲜百合一两。

三　消

生地八钱　麦冬三钱　知母二钱　生石膏六钱　元参三钱　生甘草三分　花粉二钱

发　狂

生地八钱　黄连四分　黄芩一钱五分　胆草二钱　煅龙齿二钱　芦荟一钱　知母一钱　青黛一钱　石菖蒲一钱

引铁落一两。

吐　血

生地二钱　茜根一钱　三七一钱　白芍一钱　阿胶一钱　条参二钱　五味三分　龟板四钱，打碎　丹参三钱

引白棉纸灰二钱、鸡血藤膏一钱、陈墨汁冲服。

咳　血

苏子一钱　叭杏仁二钱　川贝母一钱　茜草一钱　阿胶一钱　桑白皮二钱　白芍一钱　条参二钱　玉竹三钱　紫菀一钱

引茅根三钱。

便　血

当归二钱　生地二钱　白芍一钱　阿胶一钱　乌梅一钱

地榆一钱　槐米二钱　川断一钱　红曲二钱　五味三分

引侧柏叶三钱。

溲　血

生地三钱　泽泻一钱　黄柏一钱　知母一钱　瞿麦一钱　木通一钱　石韦一钱　山栀一钱　车前子三钱　海金沙一钱

引琥珀末五分冲服。

虚　脱

潞党参八钱　炙耆六钱　於术五钱　甘杞子三钱　五味一钱　干姜二钱　附子二钱

引童便一杯冲服。

噎　格

桔梗五分　杏仁一钱　柴胡六分　生地二钱　象贝一钱　郁金一钱　麦冬一钱　升麻四分　火麻仁三钱　苏梗一钱

引白蜜五钱、人乳一杯冲服。

噎格喉胀，饮食难入，胸闷，脉弦细

炙紫菀一钱　杏仁一钱　郁金一钱　佩兰一钱　玫瑰花八分　青皮一钱　木香三分　桔梗四分　香附一钱

噎格粒食不入，脘胀背疼，脉洪弦

生地三钱　麦冬一钱　象贝一钱　枳壳八分　郁金一钱　玫瑰花一钱　苏梗一钱　沉香三分

引甘蔗汁、牛乳各一大匙，冲服。

反　胃

干姜五分　肉桂三分　白蔻三分　木香三分　半夏一钱

陈皮一钱　香附一钱　沉香三分　厚朴一钱　荜茇二钱　薤白三钱

引姜汁冲服。

呃　逆

丁香三分　干姜三分　半夏一钱　柿蒂一钱　党参一钱　陈皮一钱　吴萸三分　肉桂三分　沉香三分

引刀豆子三钱。

肝风口目㖞歪，手掣搐

桑叶一钱　杭菊二钱　天麻一钱　牡蛎粉三钱　白蒺藜三钱　首乌二钱　白芍一钱　生龟板五钱　女贞子三钱

引黑芝麻五钱，布包煨。

虚　痨

北沙参二钱　玉竹三钱　百合三钱　阿胶珠一钱　白芍一钱　冬术一钱　钗石斛二钱　料豆三钱　秋石一钱

引紫河车三钱。

遗　精

熟地三钱 洋参一钱　白芍一钱　苏芡实三钱　金樱子三钱　萸肉一钱五分　覆盆子三钱　桑螵蛸三钱　煅龙骨三钱　丹参三钱

引没石子①三钱。

湿热渗入小肠，茎中作疼淋浊脉来数实

黄柏一钱，酒炒　飞滑石三钱　木通一钱　瞿麦一钱　石

① 没石子：没食子。

韦一钱　桔梗一钱　生地三钱　萆薢三钱　海金沙一钱五分

引苡仁五钱。

中气不足，下元不固淋浊脉来虚缓

熟地三钱　甘杞一钱　淡苁蓉一钱　菟丝饼三钱　当归二钱　沙苑子三钱　覆盆子三钱　赤苓三钱　龟胶一钱五分　萸肉一钱五分

引胡桃肉二个。

自汗盗汗

炙芪三钱　牡蛎粉三钱　熟地三钱　丹参三钱　洋参一钱　柏子仁三钱　防风根一钱　枣仁三钱　白芍一钱　煅龙骨三钱

引南枣四个、浮小麦二两。

劳倦伤脾，不思饮食脉来虚缓

当归一钱五分　白术一钱，土炒　西党参二钱，炒　炙芪一钱　陈皮一钱　炙柴胡六分　茯苓一钱　炒谷芽三钱　升麻三分

脾阳虚不纳食

白术一钱　茯苓二钱　砂仁六分　陈皮一钱　半夏一钱　干姜四分　丁香三分　益智六分　荜茇六分

引粳米半合。

寒结中焦，胸次痞胀脉来迟涩

苍术一钱　草果六分　干姜五分　陈皮一钱　附子五分　茯苓二钱　木香三分

引沉香片四分。

腹中虫扰作痛面赤，时作时止，手按肚上起梗

炒黄连三分　干姜三分　乌梅一钱五分　鹤虱一钱　雷丸一钱　贯仲一钱　川楝子三钱　芜夷三分　使君子一钱五分　官桂四分　花椒二分

引黄土二两。

黄疸目黄溲赤

赤苓三钱　茵陈三钱　赤小豆三钱　苡仁三钱　木通一钱　大腹皮二钱　海金沙一钱五分　飞滑石三钱　猪苓一钱

痰　火

羚羊片八分，先煎　橘红一钱　海浮石二钱　叭杏三钱　海蛤粉三钱　栀子一钱　茯苓二钱　半夏一钱

引竹沥一小杯冲服。

气郁痰凝，形神如颠①

杏仁二钱　佩兰一钱　香附一钱　郁金一钱　茯苓二钱　橘红一钱　半夏二钱　蒌皮三钱　玫瑰花一钱　苏子一钱　佛手四分

引石菖蒲五分。

肝　火

羚羊片一钱　夏枯草三钱　丹皮一钱　钩藤一钱　栀子

① 颠：通“瘨（癫）”。清代朱骏声《说文通训定声·坤部》：“颠，段借为瘨。”

一钱　白菊二钱　胆草二钱　芦荟一钱　当归二钱

胃阴不足嘈①杂

生地三钱　麦冬一钱五分　柏子仁三钱　花粉一钱　女贞子三钱　白芍一钱　阿胶一钱　料豆三钱　元参一钱

引李汁。

火旺冲肺声哑

生地二钱　天冬一钱　紫菀一钱　桑皮二钱　大贝一钱　桔梗一钱　兜铃一钱　白前八分

喘促气壅，喘呼息短，不得卧

苏梗一钱　熟地二钱　干姜四分　官桂四分　潞党参二钱　当归二钱　五味三分　补骨脂三钱　白石英三钱　磁石一钱五分　橘红一钱　半夏一钱

引胡桃肉二个。

痿□四肢软弱

生地三钱　麦冬一钱五分　丹皮一钱　花粉一钱　条参二钱　元参一钱　玉竹三钱　龟板四钱　沙苑子二钱

引丝瓜络三钱。

风痹四肢串疼

桂枝八分　全蝎一钱　灵仙一钱五分　海桐皮一钱　羌活八分　防风一钱　狗脊一钱　姜黄二钱　蜣螂二钱　蚕砂二钱

---

① 嘈：原作“熷”，据文义改。

引蜂房二钱。

寒痹痛着于骨

苍术一钱　附子一钱　独活八分　桂枝一钱　当归二钱　小茴一钱　萆薢三钱　红花八分　鹿角一钱，磨汁冲　松节三钱

引花酒[①]一两冲服。

湿痹浑身板痛

防风一钱　苡仁三钱　赤小豆三钱　萆薢三钱　苍术一钱　蚕砂三钱　白茄根二钱　当归三钱　防己一钱　通草八分

引酒炒桑枝尖八个。

湿热痹手足筋掣而痛，脉数

熟地三钱　白芍一钱　阿胶一钱　龟胶一钱五分　天冬一钱五分　元参一钱　菊花二钱　冬青子三钱　赤豆皮三钱　沙苑子三钱

引丝瓜络三钱。

厥症肢冷神昏，口吐涎沫

干姜一钱　附子一钱　党参三钱　茯苓二钱　当归二钱　白芍一钱　甘杞一钱　紫石英三钱　鹿角一钱

引花椒三分。

热厥肢冷渴饮，干呕烦躁

石决明五钱　生地三钱　麦冬一钱　阿胶一钱　知母一

---

① 花酒：镇江特产“百花酒”之简称，世称“京口百花”，为江南黄酒之上品。

钱　羚羊角一钱　白芍一钱　元参一钱　黄连三分　石菖蒲六分

引竹叶十片。

痉症角弓反张，呕沫身麻，筋挛神昏

牡蛎粉三钱　生地三钱　麦冬一钱　白芍一钱　知母一钱　元参一钱　阿胶一钱　乌梅一钱　川楝子三钱

引紫雪丹三分冲服。

惊恐肝热生痰，迷于心窍，烦渴胸动

牡蛎粉三钱　生地三钱　橘红一钱　海浮石二钱　天竺黄一钱　丹皮一钱　黄连三分

引金箔三张。

心中动摇不安，多惊

熟地三钱　柏子仁三钱　丹参三钱　茯神三钱　远志一钱　枣仁三钱　西洋参一钱　当归二钱　煅龙齿三钱　煅磁石三钱

引夜合花[1]二钱。

怔忡心烦意乱，虚里穴跳

熟地三钱　洋参一钱　茯神三钱　远志一钱　枣仁三钱　当归二钱　柏子仁三钱　百合三钱　煅龙齿三钱　首乌三钱　五味三分

寒疝劳苦受寒而起

当归二钱　小茴一钱　吴萸四分　胡芦巴三钱　官桂八

---

① 夜合花：合欢花。

分　甘杞一钱　鹿角二钱　附子八分　川楝子三钱　甲片一钱五分　韭子三钱

劳疝行动即发

熟地三钱　甘杞一钱　升麻一钱　当归二钱　党参三钱　小茴一钱　橘核三钱　附子五分　官桂五分　淡苁蓉一钱　炙芪三钱

引韭白一两。

热疝湿盛日久化热，脉数

黄连三分　小茴一钱　栀子一钱五分　黄柏一钱　猪苓一钱　胆草二钱　泽泻一钱　川楝子三钱　青木香八分　橘核三钱　海金沙一钱

腰空痛痛久为虚

熟地三钱　当归二钱　杜仲二钱　菟丝饼三钱　甘杞二钱　淡苁蓉一钱　白术一钱　破故纸三钱　巴戟天一钱　五加皮一钱　小茴一钱　鹿角胶一钱

引猪腰一个。

湿着，腰板重作疼

赤苓三钱　苡仁三钱　桂枝一钱　独活八分　萆薢三钱　防己一钱　厚朴一钱　滑石三钱　草果五分

风火入脑头疼脉来浮数

薄荷八分　羚羊片一钱　夏枯草三钱　栀子一钱　白菊二钱　连翘二钱　桑叶一钱　苦丁茶三钱

引干荷叶二钱。

痰厥脉来滑数

茯苓三钱　半夏一钱　柴胡八分　丹皮一钱　橘红一钱　蛤粉三钱　蔓荆子一钱五分　白菊二钱　牡蛎粉三钱

引竹沥。

表虚血弱，筋失滋养，周身串疼，胸肋胀闷

生芪　党参　当归　豨莶草　丹参　红花　杞子　五加皮　白芍　玉竹　丝瓜络　川芎　姜黄　桑寄生　木瓜　络石藤　陈酒　红枣

隔水煮一支香，温饮。

疰[①]夏每逢夏时，四肢困重，神衰心烦，胸满恶食，脉虚

西党参一钱　炙芪一钱　白术八分　炒神曲二钱　炒青皮一钱　葛根一钱　泽泻一钱　麦冬一钱　炒当归一钱　升麻三分　酒炒黄柏四分

妇科门

倒行经天癸从口鼻出

生地八钱　白芍二钱　丹皮一钱五分　胡黄连八分　芦荟一钱　沉香片八分　知母二钱　川黄柏二钱　枳壳一钱五分　香附一钱五分　泽泻一钱五分　山栀一钱五分

引降香末一钱。

妇女天癸不循正轨，反逆行为吐血

白芍　生地　丹皮　麦冬　茜草　仙鹤草　沉香　降

① 疰：底本漫漶不清，据文义改。

香末

引白棉纸灰三张冲服。

产妇怒动，肝火冲心神乱

当归　白芍　丹参　杞子　佩兰　郁金　茯神　柏子仁　阿胶　远志　苁蓉　香附　莲子心

肝　郁

当归一钱　白术一钱　茯苓一钱　白芍一钱　玫瑰花一钱　金橘皮一钱　木香三分　沉香三分　远志一钱　香附一钱　柴胡六分

引佛手四分。

妇人溲秘热结膀胱，小便不通，痛刺连腹，肝病传子

胆草　胡黄连　芦荟　木通　生军　滑石　栀子　瞿麦　车前子

引琥珀末。

崩漏妇人之症

熟地六钱　冬术一钱　茜根一钱　白薇一钱　洋参一钱　川断一钱　杜仲一钱　桑螵蛸三钱　菟丝子二钱　乌贼骨三钱　野三七一钱　阿胶一钱

引炒鲍鱼一两、血余末一钱冲服。

崩漏腹胀巅痛脉来软数

生地二钱　熟地二钱　西洋参一钱　阿胶一钱　麦冬一钱五分　当归一钱五分　白芍一钱　五味三分　乌贼骨三钱　藘茹二钱　益母花三钱

引鲍鱼一两。

崩漏热逼血行

生地三钱　白芍一钱五分　条参二钱　乌贼骨三钱　茜根一钱　黄芩一钱　乌梅二钱　赤石脂三钱　禹余粮三钱　知母一钱　黄连三分

引藕节灰四分冲服。

崩漏畏冷阳虚

党参二钱　当归二钱　菟丝饼三钱　炮姜一钱　肉桂六分　紫石英三钱　炙芪二钱　甘杞一钱　锁阳一钱　鹿角霜三钱　从蓉一钱五分　茯神二钱

引鲍鱼一两。

积块有形可按

归尾二钱　乳没各一钱　桃仁三钱　蜀漆一钱，炒　炙甲片一钱　元胡索一钱　官桂六分　鸡内金二钱　地栗粉三钱　䗪虫三钱

引蜣螂三钱、水红子三钱。

气或聚或散为瘕

厚朴一钱　香附一钱　广皮一钱　官桂五分　木香四分　枳壳一钱　乌药一钱　青皮一钱　干姜五分

血结成癥

泽兰一钱　官桂八分　桃仁三钱　归尾二钱　鸡内金三钱　元胡索一钱　山楂三钱　干姜六分　炙甲片一钱　青皮一钱　三棱三钱

引䗪虫三钱。

气郁侮中成癥

当归二钱　白芍一钱　柴胡六分　佩兰一钱　桂枝五分　茜根一钱　五灵脂三钱　木香四分　香附一钱　小茴一钱　川楝子三钱

引地栗粉三钱。

络伤气聚成瘕

楝子三钱　归尾二钱　郁金一钱　桂枝五分　小茴一钱　吴萸四分　香附一钱　乌药一钱　干姜五分　降香末八分　陈皮一钱　山楂三钱

引花椒三钱。

经闭日久，腹胀食少，喘鸣胁肩

冬术一钱　当归二钱　阿胶珠一钱　炒西党参一钱　远志一钱　柏子仁二钱　木香三分　泽兰一钱　茯苓二钱　香附一钱

引月季花二钱、红枣二个。

经事先期齿痛耳鸣，阴虚火旺

生地三钱　麦冬二钱　知母二钱　丹皮一钱　当归一钱五分　黑栀子一钱五分　女贞子三钱　益母花三钱　白芍一钱　姜汁炒川连三分

经事后期心痛，便泻呕沫

当归二钱　桂枝四分　楝子二钱　半夏一钱五分　陈皮一钱　吴萸三分　香附一钱　炒白芍一钱　炒丹参三钱　淡茯

蓉二钱　紫石英三钱

引艾叶五分。

阴虚内热经事先期

生地三钱　白芍一钱　阿胶一钱　女贞子二钱　益母子三钱　条参二钱　玉竹三钱　沙苑子三钱　鳖甲四钱　丹皮一钱　丹参三钱　料豆三钱

湿肿经闭

白术一钱　赤苓三钱　当归二钱　防己一钱　厚朴一钱　大腹皮二钱　官桂八分　陈皮一钱　猪苓一钱　半夏一钱

天癸适行，温邪陷入血室，神昏烦热

生地三钱　白芍一钱　丹皮一钱五分　知母一钱　麦冬一钱　泽兰一钱五分　桃仁三钱

引竹叶十二片。

淋带日久

熟地三钱　洋参二钱　阿胶一钱　杜仲二钱　白薇一钱　海螵蛸三钱　金樱子三钱　芡实三钱　苁蓉一钱　甘杞一钱　川断二钱　白芍一钱

引紫河车一两。

阴虚火扰淋带

生地三钱　白芍一钱　阿胶一钱　白薇一钱　龟板四钱　沙苑子三钱　条参三钱　五味三分　牡蛎粉三钱　首乌三钱

天冬一钱　海①螵蛸三钱

引樗根皮②一两。

宜　男

熟地三钱　川芎六分　当归二钱　白芍一钱　党参二钱　白术一钱　茯苓二钱　木香三分　柴胡六分　丹参三钱　杜仲一钱　远志一钱

引红枣二个。

脚　气

苍术一钱　独活六分　泽泻一钱　苡仁三钱　草薢三钱　防己一钱　当归二钱　通草八分　木瓜一钱　赤苓三钱

胎前气血俱虚，形瘦困惫，食少呕吐，胎元易殒脉象细弱

当归一钱五分　白芍八分　苏梗六分　米炒党参一钱　木香二分　炙芪一钱　远志六分　菟丝饼一钱　枳壳五分　炒白术六分

引红枣一个。

胎前体弱，呕恶不食，胸闷乏力，浮火时升，保养免堕脉象细数

当归一钱五分　枳壳一钱　白芍一钱　阿胶一钱　条参一钱五分　熟地一钱五分　白术八分　料豆二钱　苏梗八分　蒺

---

① 海：原作"每"，据务本书药社本改。

② 樗根皮：今谓之椿皮。樗，臭椿。按：古时称臭椿皮为樗皮，香椿皮为椿皮。

藜二钱　龟板三钱，打碎

引六月雪一钱。

胎前肝火炽盛，烦闷，舌干失红，鼻衄脉来洪数有力

生地二钱　胆草二钱　白芍一钱　胡黄连三分　当归一钱　山栀一钱　黄芩一钱　枳壳一钱　知母一钱

引柿霜三钱。

产后痉厥

生地炭二钱　阿胶一钱　牡蛎粉三钱　大胡麻三钱　白芍一钱　钩藤一钱　丹参二钱　料豆二钱　煅磁石一钱　龟板三钱

引鸡子黄一个搅冲。

产后郁冒

条参一钱五分　生地二钱　白芍一钱　阿胶一钱　龟板三钱　茯神一钱五分　菊花炭一钱五分　柏子仁二钱

引淡菜二钱。

产后大便难

当归二钱　白芍一钱　阿胶一钱　柏子仁二钱　火麻仁二钱　郁李仁二钱　松子仁二钱　熟地一钱五分

引白蜜三钱冲服。

产后络虚，冒风头痛，牙关紧闭，手搐，角弓反张

当归炭一钱五分　荆芥一钱　菊花炭一钱　甘杞一钱　白芍一钱五分　独活五分　防风五分　白蒺藜二钱

产后欲脱，身冷汗出，神昏妄语

潞党参五钱　当归三钱　茯神二钱　炙芪三钱　干姜一钱　桂枝一钱　附子一钱

引桂元肉八个。

产后胸痞，少腹硬痛，恶露未尽

归尾二钱　泽兰一钱　桃仁泥三钱　元胡索一钱　五灵脂三钱　炒蒲黄八分　干姜四分　肉桂二分，后①下　琥珀末三分，冲服　砂糖炒山楂三钱

引花酒一两冲服。

产后冲任大伤，血崩而下

条参二钱　白芍一钱　生地炭二钱　阿胶一钱　茺蔚子二钱　丹参二钱　旱莲草二钱　当归二钱　乌梅炭一钱　煅龙骨三钱

引藕节炭三钱冲服。

产后蓐劳，头晕神衰

炒当归二钱　炒白芍一钱　甘杞一钱　紫石英二钱　阿胶一钱　淡苁蓉一钱　潞党参二钱　巴戟天一钱　菟丝饼二钱　丹参一钱，炒　破故纸二钱　茺蔚子二钱

引紫河车三钱。

产后侵暑，壮热烦躁脉来虚数

连翘二钱　银花一钱　生地二钱　元参一钱　麦冬一钱

---

① 后：底本漫漶不清，据务本书药社本改。

丹皮一钱　郁金一钱　大贝母一钱　花粉一钱

引竹叶十片。

妇人脏燥，悲哀欲哭，如凭鬼神，数伸欠

生地炭二钱　白芍一钱　柏子仁二钱　生甘草三分　小麦一合

引大枣二个。

孕妇服药法凡有病，当顺胎气合所染症应用之药

以当归　白芍　枳壳　苏梗

有寒加吴萸，有热加黄芩，胸闷加草朴、木香，腹胀加大腹皮，虚者加党参、白术。

孀妇室女尼姑每多抑郁，遇其有病，稍加解郁药于应用剂中，庶可有效

郁金　佩兰　香附　青皮　川芎

丸散门凡丸散，临证时酌意加减可也

小儿急惊丸治风热化火生风，扰动肝木，欲成惊象

制半夏一两　芦荟六钱　青黛五钱　煅龙齿二两　川贝母一两　全蝎一两　钩藤二两　黄芩一两二钱　柴胡八钱　枳壳一两　天竺黄一两　橘红一两　陈胆星一两　僵虫一两　薄荷八钱　丹皮一两五钱　石菖蒲一两五钱　飞滑石一两五钱　天麻一两　连翘二两

晒干为末，以竹茹八两煎汁为丸如桂元大，加金箔为衣。每用灯草三分泡，开水下一粒。

解暑湿济急丸治夏日受暑烦热

香茹八钱　苡仁三两　杏仁二两　郁金一两五钱　扁豆一两　银花一两五钱　滑石二两　苍术一两　藿香一两　泽泻一两　草朴一两五钱　僵虫一两五钱　枳壳一两　薄荷八钱　连翘一两

晒干为末，水泛丸。每开水下三钱，小儿一钱。

疏痢丸治痢初起

木香一两　槟榔二两 草朴三两　山楂三两　青陈皮各三两　银花炭三两　麦芽四两　枳壳三两　六曲四两　三棱二两　香附二两　桃仁三两　葛根二两　苦参二两，酒炒　红茶叶四两

晒干为末，水泛①丸。每空心用红茶叶汤下三钱。

止痢丸治久痢不止

破故纸四两　乌梅炭二两　五味炭二两　赤石脂三两　禹余粮三两　煅龙骨二两　五倍子四两，去毛　山楂四两　海桐皮二两　诃子二两　粟壳三两　石榴皮二两　鸡冠花四两　明矾六两　明雄一两　椿根白皮四两　鹿角霜一两　牛角灰一两　羊角灰一两　荜茇二两　金樱子三两，去毛

晒干为末，水泛丸。每早开水或米汤下三钱。

截疟丸治三阴久疟

槟榔一两五钱　常山三两，酒浸　半夏三两　草果一两五

---

① 泛：原作“法”，据泰州新华书店手抄本改。下“止痢丸”“食积腹胀丸”中“泛”字同。

钱　炒六曲三两　麦芽三两　桃仁三两　三棱二两　乌梅二两　莪术二两　雄黄八钱　云母石一两五钱　䗪虫二两　阿魏一两五钱　夜明砂八钱　醋炙鳖甲四两

晒干为末，水泛丸。每早开水下三钱，虚人二钱，小儿一钱。

五痫丸治小儿五痫并大人痴癫

牡蛎粉二两　天竺黄一两　琥珀屑一两五钱　皂角一两　明矾四两　煅磁石一两　全蝎一两　煅龙齿一两五钱　钩藤二两　煅礞石一两　朴硝二两　橘红一两五钱　煅皂矾一两二钱　胆星一两　没药一两　郁金二两　蛤粉二两　天麻一两　芦荟一两　胡黄连一两　雄黄一两　龙胆草二两　石菖蒲根一两五钱

晒干为末，水泛丸，朱砂二钱为衣。每以金银器或铁落、灯草五分煎汤下二钱。

气瘕丸治男妇气瘕

蒲黄一两　苏梗二两　枳壳一两五钱　草朴一两五钱　元胡索一两　香附二两　五灵脂二两　木香一两　青皮一两五钱　六曲二两　当归二两　去皮弦皂角一两　白蔻八钱　官桂一两　西党参二两　甲片一两

晒干为末，水泛丸。陈皮汤下二钱。

血癥丸治男妇血痞块

血竭一两　干漆一两　没药一两　琥珀屑一两　三棱一两　莪术一两　水红子一两　鸡内金一两　阿魏一两　归尾二两　䗪虫二两　槟榔一两　泽兰一两五钱　硇砂六钱　桃仁

二两　生卷柏一两

晒干为末，以大黄一两五钱、醋煮汁为丸。温酒下。贫者去琥珀、硇砂。

血崩丸治女人血崩不止

煅龙骨一两　赤石脂一两　血余一两　蒲黄灰一两　棕灰一两　藕节灰一两五钱　艾叶灰一两　乌梅灰二两　柏叶灰二两　莲房灰一两　明矾三两　旧黄绢灰一两　木贼灰一两　当归三两　桃仁灰一两　乌贼骨灰一两　白芍二两　党参三两　山药二两　新棉花灰一两　赤松皮灰一两

醋煮糯米饭，捣，和药为丸。

便血丸治便血日久不止

血见愁一两　卷柏灰一两　乌梅灰二两　地榆灰二两　莲房灰二两　荷叶灰二两　榴皮灰二两　五倍灰二两　血余一两　柏叶灰二两　棕灰二两　木耳灰一两　槐花灰二两　白蔹一两　当归炭三两　白芍一两五钱　升麻一两　白术二两　生芪三两　党参三两　椿根皮二两　凌霄花一两

晒干为末，醋泛丸。

咳喘丸治咳哮气喘

款冬花一两　桔梗一两　苏梗一两　草朴八钱　前胡八钱　叭杏二两　降香末六钱　海螵蛸一两五钱，焙黄　轻粉一钱　郁金一两　明矾二两　宋半夏一两　陈皮一两　木香六钱　沉香片四钱晒干为末，水泛丸。以榧子二十个、海皮[1]一两煎汤下。

胃疼丸

白川[2]一两　丁香五钱　吴萸一两　肉桂八钱　良姜一两　木香八钱　附片八钱　陈皮一两　白蔻一两　五灵脂二两　郁金一两　降香末六钱　佛手五钱　沉香片五钱　草朴一两　乳香一两　九香虫一两　没药一两　梭罗子一两五钱　瓦楞[3]子一两

晒干为末，以大枣四两煎汁泛丸。每温火酒[4]下。

白带丸治妇人赤白带

乌梅炭二两　棕灰二两　椿根皮二两　五味炭一两　熟地炭三两　杜仲二两　山药二两　白芍二两　生芪三两　党参三两　当归二两　菟丝子一两　煅龙骨二两　桑螵蛸二两　五倍二两，去毛　明矾三两　牡蛎粉二两　金樱子二两，去毛　川断一两　料豆三两　乌贼骨二两　莲须二两　赤石脂八钱　禹余粮二两，煅

为末，以芡实粉四两打糊为丸。每淡盐汤下三钱。

遗精丸治男子遗精

熟地炭三两　白芍二两　沙蒺藜二两　制首乌二两　杜仲一两　旱莲草二两　党参三两　山药二两　丹参二两　金

---

① 海皮：务本书药社本作“海蛰皮”。
② 白川：白胡椒。
③ 楞：原作“愣”，据务本书药社本改。
④ 火酒：烧酒。

樱子三两，去毛　五倍二两，去毛　桑螵蛸二两　莲须二两　赤石脂八钱　明矾四两　牡蛎粉二两　乌贼骨二两　煅龙骨二两　韭菜子二两

为末，以芡实粉四两打糊为丸。每淡盐汤下三钱。

水胀丸

大戟五钱　芫花五钱　甘遂五钱　商陆五钱　续随子五钱　黑白丑各五钱　木香五钱　轻粉一钱　白术一两　车前子一两

晒干为末，用黑枣四两煮烂去皮核，捣，和药末为丸。每开水下一钱。

心疼丸

官桂一两　干姜一两　吴萸八钱　草果八钱　陈皮一两　炒乌梅六钱　白川六钱　乌药八钱　大黄八钱　五灵脂一两　木香五钱　丁香四钱　姜黄一两　郁金一两　沉香三钱　明矾一两　草朴八钱

晒干为末，姜汁泛丸。每服温酒下三钱。

黄病丸面黄无力，食少，脉数滑

白术一两　山药一两　茵陈一两五钱　苦参一两　陈皮一两　茯苓一两五钱　苡仁二两　六曲二两　煅皂矾一两　煅针砂一两

晒干为末，用黑枣八两煮烂去皮核，捣，和药末为丸。每服三钱温花酒下。

涤痰丸治气急痰壅

橘红二两　蒌仁三两　半夏二两　茯苓二两　苏子三两

沉香五钱　杏仁三两　贝母一两　海蛤粉二两　葶苈子一两五钱　明矾三两　南烛叶二两　白芥子一两

晒干为末，水泛丸。每萝卜三片、姜一片煎汤下三钱。

杀虫丸治虫扰肚疼

川楝子一两五钱　官桂一两五钱　黄柏一两五钱　黄连八钱　鹤虱一两五钱　藜芦一两　贯众一两五钱　花椒一两　明矾二两　干姜一两五钱　乌梅二两　槟榔一两　雷丸一两五钱　芜荑五钱　苦楝根二两　使君子二两

晒干为末，以神曲末四两打糊为丸。每空心乌梅汤下三钱。

食积腹胀丸

槟榔一两　枳实一两五钱　草朴一两五钱　元胡索一两　山楂三两　萝卜子三两　归尾二两　麦芽三两　建曲二两　木香一两　青皮二两　三棱二两　莪术二两　干姜二两　鸡内金二两

晒干为末，水泛丸。每早开水下三钱。

腹痛丹

吴萸　附子　干姜　官桂　木香　陈皮　五灵脂　小茴　枳壳　乳香　草果　乌药　草朴　元胡索　胡椒

晒干为细末。温花酒下三钱。

鼓胀丹

巴豆霜一钱　甘遂三钱　大戟三钱　芫花三钱　槟榔一两　青皮一两　陈皮一两　厚朴一两　皂角一两　良姜一两

黑白丑各一两　葶苈子二钱　净轻粉一钱　小茴八钱

晒干为细末。每早姜汤下四分，壮者六分。

食积痞胀散

槟榔一两　草朴一两　山楂二两　胡索一两　萝卜子二两　建曲二两　麦芽三两　归尾二两　三棱一两五钱　干姜一两五钱　莪术一两五钱　鸡内金一两五钱

晒干为末。每早开水下三钱。

戒洋烟神方

潞党参八钱　白术四钱　百部草四钱　肉桂三钱　山药六钱　生芪八钱　杜仲五钱　杞子五钱　甘草四钱　管仲①四钱　石莲四钱　茯苓四钱　金沸草四钱，炒枯　玉竹四钱　鹤虱四钱　陈皮四钱　粟壳四钱　半夏四钱　益智四钱　枣仁四钱　使君子四钱　木香四钱　雷丸四钱　川贝母四钱　丁香四钱　凤茄花四钱　白川四钱　龙骨四钱　牡蛎粉四钱　楝子四钱　木瓜四钱　花椒四钱　菟丝子六钱　明矾二钱　熟地一两　干姜三两　食盐六两　当归五钱

晒干为末，另以熟地捣如泥，再用糯米粉打糊，和各药为丸。瘾前砂糖三钱泡汤下三钱。

救服鸦片毒

甘石二钱　滑石三钱　藜芦三钱，晒研　朴硝五钱　食碱二钱　胆矾三钱　大黄五钱，晒　生甘草六钱，晒

为末。桐油少许，盐一撮，开水和灌。

---

① 管仲：贯众。

补遗门

壮妇少女天癸或临行或非行期染于时邪，发热神糊，日久[1]不解，谓之热入血室

银柴胡八分　丹皮一钱五分　黄芩一钱　知母一钱　泽兰一钱五分　生地三钱　桃仁三钱　生石膏三钱　花粉一钱

引淡竹十二片。

壮妇肝郁，逆冲至咽，气机梗阻欲厥，始则郁结在气，久则郁凌血络

杏仁二钱　桔梗一钱　桃仁三钱　泽兰一钱　薤白三钱　郁金一钱五分　代赭石三钱　旋覆花三钱，布包煨　沉香片三分　元胡索二钱　香附一钱　佛手四分

引葱管三支、新绛[2]三分。

炎天受暑牵动旧疝，壮热头晕，神烦脉数，切忌温散

香茹四分　薄荷六分　木通一钱　川楝子三钱　昆布二钱　扁豆三钱　六一散三钱　枳壳一钱　海藻二钱

引橘核二钱。

痢久伤及肾阴，须培下焦

当归炭二钱　白芍一钱五分　熟地三钱　阿胶一钱五分　潞党参三钱　破故纸三钱　五味五分　淡苁蓉二钱

---

① 久：原误作“人”，据务本书药社本改。

② 新绛：陶弘景称绛为茜草，新绛则为新刈之茜草。

血崩心生血，脾统血，肝藏血，当养心补脾敛肝，提气立止

柏子仁三钱　炙芪二钱　阿胶珠二钱　远志一钱五分　白术一钱　炙升麻六分　熟枣仁三钱　醋炒当归二钱五分　醋炒丹参三钱　米炒潞党参二钱　醋炒白芍一钱五分　熟地炭二钱五分

引乌梅炭一钱五分、桂元肉六枚。

虚疝丸虚人、老叟及童子气虚，日久成疝，常服此丸自效

潞党参三两，炒　生芪三两　破故纸三两　醋炒升麻一两　青木香一两　川楝子二两　白术二两　醋炒当归二两五钱　橘核三两　醋炒白芍二两

晒脆研末，水泛丸。每早开水下三钱。

肝逆犯胃呕吐噎格

左金丸一钱　良姜三分　川楝子二钱　金沸草三钱，布包煨　广皮一钱　代赭石二钱　厚朴六分　木瓜一钱　益智仁六分　半夏一钱

引沉香片三分、开口花椒三分。

老人肾虚淋浊管痛须补

熟地三钱　制首乌三钱　潞党参三钱　炙芪三钱　当归二钱　菟丝饼三钱　杜仲一钱　白术一钱　沙苑子三钱　白芍一钱

引莲子八粒。

少年淫中受毒淋浊当泻

知母二钱　泽泻二钱　瞿麦一钱五分　生军三钱　黄柏二

钱　木通一钱　石韦一钱五分　芒硝三钱，冲服　车前子三钱

引琥珀末四分，冲服。

少女壮妇肝火过盛，骨蒸喉干，脉多洪数，每成干血痨症

生地二钱五分　夏枯草三钱　丹皮一钱五分　胡黄连四分　当归一钱五分　胆草二钱　泽泻一钱　芦荟八分　知母一钱

引车前子二钱。

阴虚浮火上攻，口舌破烂须引火归原法

熟地三钱　山药一钱五分　茯苓一钱五分　山萸一钱五分　泽泻一钱　白芍一钱　五味三分

引肉桂末三分冲服。

下卷　外科验方

蟾酥散治一切痈疽疔毒

蟾酥五钱　蚤休三钱　银硝三钱　炙乳没各三钱　毛菇三钱　藤黄四钱　明雄二钱　蜈蚣三条　月石四钱　朱砂三钱　鸡内金三钱　扫盆[①]二钱　原寸[②]五分　大泥[③]五分

上药为末，乳[④]至无声。

桂附散治阴疽，注痰块，一切风寒湿痹，周身串痛

川草乌三钱　丁香三钱　肉桂五钱　附子五钱　生南星四钱　干姜二钱　牙皂四钱　白芥子四钱　唐阿魏五钱　吴萸三钱　细辛三钱　火硝五钱　银朱四钱　毛菇四钱　原寸一钱

共为细末，乳至无声。

青霜散治一切咽喉口舌诸症，并散面项各种疡痈、风热所致等病

川柏二钱　豆根二钱　青黛二钱　射干二钱　芦荟一钱五分　川连末二钱　元明粉五钱　月石五钱　僵蚕三钱　湘黄[⑤]三钱　细辛二钱　鸡内金三钱　白芷一钱五分　四六[⑥]五分　苏薄荷叶五钱

---

① 扫盆：轻粉。

② 原寸：麝香。

③ 大泥：务本书药社本作“冰片”。

④ 乳：乳钵，亦称研钵，研细药物的器具。此义研。

⑤ 湘黄：大黄。

⑥ 四六：务本书药社本作“冰片”。下同。

共为细末，乳至无声。

华佗散治骨断筋缩、骨节脱臼不能举动，立能定痛，接骨舒筋

炙乳没各三钱　生南星三钱　肉桂四钱　细辛三钱　牙皂三钱　急性子二钱　丁香三钱　三柰①二钱　羌独活各二钱　归尾二钱　川断二钱　广皮二钱

上药晒脆为极细末，掺膏药上贴之，五日一换。

九转丹提毒、祛脓、脱腐

净红升二两　生石膏四两　银朱二钱　水飞桃丹②二钱

乳至无声。

九二丹生肌长肉，凡腐脱脓净之症用之

熟石膏二两　净黄升四钱　水飞黄丹二钱

乳至无声。

黄灵丹治腿胫红肿臭烂，流脓淌水，延开他处，宜掺此丹，外贴火金片，扎紧，五日一换，即能生肌完口

湘黄四两　川黄柏一两　胡黄连二两　生石膏二③两

晒脆为细末。

清凉散治一切红肿破烂作痛，并腿足红烂焮痛④，时流脓水，能清火定痛

---

① 三柰：山柰。《本草纲目·草部·山柰》："山柰俗讹为三柰，又讹为三赖，皆土音也。或云本名三辣，南人舌音呼山为三，呼辣如赖，故致谬误，其说甚通。"

② 桃丹：铅丹。

③ 二：原缺，据务本书药社本改。

④ 焮（xìn 衅）痛：肿痛而局部有灼热感。

生石膏八两　胡黄连二两　青黛一两

乳至无声。

胜湿丹专治臁疮久不收口，并手搭背、足搭背及鸦啖疮

煅甘石二两　川连末六钱　生石膏四两

乳至无声。

黑生肌散治对口、搭背脓毒已尽，四边毫无红肿，用之收口最速；若毒未尽，误用过早，反致护毒，焮疼复作

乌梅炭四两　生石膏二两　川文蛤炭四两

乳至无声。

合掌散治疥疮脓窠

吴萸三钱　升底[1]五钱　洋庄[2]二钱五分　西丁[3]五钱　铜绿[4]四钱　白川四钱　扫盆三钱

上药研细末，用麻油调匀。每浴后，挑药少许于手心，以两手对擦至热，再以手心摩擦患上。隔三日一次，约三四次全好。

两元散专治阴囊，不问已烂未烂，甚至脱壳见肾子，皆能收功

煅蛤粉　青黛　乌贼骨　煅蚌壳　儿茶

上药各五钱，乳至无声。

---

① 升底：升药底。
② 洋庄：务本书药社本作“洋樟脑”。下同。
③ 西丁：硫黄。
④ 铜绿：原作“同六”，据务本书药社本改。

光明眼药治新久眼珠赤肿、痒痛、羞明

海螵蛸一钱，水煮淡　西玉石①一钱　熊胆四分　野荸荠粉五分　朱砂五分　四六五分　浮水甘石八钱，煅，童便淬

乳至无声，以人乳和，点眼角。

消眼翳

木贼草　猪肝

煨熟，去木贼，清早淡食猪肝并汤。

洗眼翳神方

公鸡肝三钱，不下水　杏仁七个　乌梅三个　花椒一钱　砂仁　明矾　胆矾　青盐各一钱　铜屑三钱　铜绿一钱　铁针三个

井河水各一碗浸五日，隔水蒸热，每日洗四五次。

消眼翳末药人乳和点

煅甘石三钱　硇砂二钱　琥珀四分　炙乳没各二分　蕤仁一钱　花乳石一钱，煅　元明粉一钱　白瓷石六分，煅　石燕五分　海浮石一钱　杏仁一钱，去油　公丁香六分　熊胆二分　海螵蛸五分　白矾三分　冰片二分

又　方

白菊三钱　青葙子三钱　木贼草三钱　谷精草三钱　石决明五钱　蒙花一钱　楮实二钱　兔矢②三钱　夜明砂三钱

---

① 西玉石：务本书药社本作“西月石”，即硼砂。

② 矢：通“屎”。《灵枢·寿夭刚柔》：“置酒马矢煴中，盖封涂，勿使泄。”

猪肝二两

上药河水共煨食。

消风散治一切皮肤作痒，或起疙瘩，或破烂流黄水，游散不定

明矾四两　蛇床子四两　皮硝四两　水飞桃丹二两　白鲜皮三两　地肤子二两　羌活一两五钱　独活一两五钱　荆芥二两　白附子二两　白芷二两　土荆皮二两

上药晒脆为细末，用烧酒、醋和搽。

戌[1]毒丹常犬咬破用之，止疼收口，并治热疖疮

番八[2]二两，去壳

研细末，掺咬处，外贴膏药。

疯犬咬煎方

白芷一钱　细辛四分　明雄末一钱，冲下　湘黄三钱　黑白丑各一钱　紫铜钱一个　滑石三钱　琥珀末一钱，冲下　杏仁　桃仁　槟榔　贝母各三钱　黄菊三钱　甲片一钱　木通一钱　木瓜一钱　川连五分　童便制番木鳖仁一个

上药煎服。

疯犬咬掺药

生南星　防风　雄黄　番八仁　胡椒　原寸

乳细，掺咬处，外贴膏药。

---

① 戌：原作“戍”，据《医门补要》改。戌义指狗，生肖与地支对应为戌狗。

② 番八：马钱子。

蛇咬煎方

蜈蚣一条，去足　白芷　赤芍　连翘　青木香 木瓜各一钱　僵虫一钱　归尾一钱五分　蝉衣七个　甘草五分　细辛四分　贝母三钱　雄黄三钱　全蝎五个　甲片三钱　滑石三钱　木通一钱五分　虎牙一钱五分　龙骨一钱五分　豨莶二钱

下部加牛膝、木瓜，陈酒煎。

蛇咬末药

明雄　火硝　五灵脂　明矾　白芷　胆矾

乳细末，掺外贴膏药。

通关散治咽喉肿闭不能进汤水，并痧症鬼魅

牙皂一钱五分　丁香一钱五分　细辛一钱　辛夷一钱　月石二钱　明雄二钱　蟾酥一钱　朱砂五分　原寸三分　四六二分　不食草一钱

乳至无声，吹鼻孔内。

八宝丹未完口之外症掺之，三四日后便肉满皮结，收功如神

生珠一钱　牛黄①五分　净扫盆五分　青黛五分　琥珀二钱　朱砂一钱　熊胆四分　四六五分

乳至无声。

血风疮腿胫破烂作痒，流水，搔之无度，宜先刺出血

桃丹三钱　川柏一两　洋庄二钱　枯矾三钱　扫盆二钱

---

① 牛黄：原作“片黄”，据务本书药社本改。

吴萸三钱　铜绿[①]四钱　苦参五钱

上药为末，桐油和敷，隔十日一换。

釜底抽薪法治牙疳破烂出血，口舌生疮

生附子一钱　原寸一分

上药为末，以川蜜和作饼，贴男左女右足心。

治走马牙疳[②]

冬青叶　柏叶　朴硝　月石　煅中白[③]　川连　大黄　黄柏　天竺黄　芦荟　粪蛆　雄枣炭　银鱼炭　白梅炭　黄鱼牙　青黛　胆矾　孔麻秸炭　樱桃核炭　白马矢灰

晒干为细末。

止牙疼

瓦松　番瓜蒂　芫荽　使君炭　薄荷　菖蒲　洋庄青盐　丝瓜炭　朴硝　煅皂矾　羊骨灰研末，擦牙

虚火牙痛人过四十岁以外，真火渐衰，无根之火易于上冲，攻犯阳明，故牙作痛。或虚体之人，亦每有此证。若误认实火，投寒苦清火之药，其痛倍甚，须细辨之

生熟地各四钱　西洋参一钱　毛姜三钱　细辛三分

上药煎服，其痛立止。

---

① 绿：原字不清，据务本书药社本补正。

② 走马牙疳：简称走马疳。指患牙疳而发病急速，势如走马者。多见于小儿。

③ 中白：人中白。

立止虫牙疼

花椒二钱　川连三分　官桂四分　干姜四分　管仲二钱　鹤虱二钱　雷丸一钱　牙皂二钱　芜荑四分　细辛三分　烧酒六两　米醋二两

同入碗内，隔水炖滚，徐徐含之。

消痞膏

甘遂三钱　甘草三钱　白信一钱五分　香附三钱　陀僧一钱五分　阿魏三钱　羌活二钱五分　水红子二钱　急性子二钱　原寸一钱

共为细末。

天丝入目多年禽鸟飞入天心①不见，毛骨化为白丝一条，倘入人目，人难知觉，但似有灰尘眯目，随即肿痛不休，不能见物，治迟则目珠烂脱矣

青菜汁磨墨点之。

紫舌胀舌忽胀肿作疼，不能出言饮食

元明粉二钱　月石一钱　薄荷一钱　僵虫一钱　煅皂矾一钱五分　明矾二钱　蒲黄二钱　飞盐三钱

上药为末吹之。

必效丹治口舌破烂作疼

黄连　黄芩　大黄　栀子　青黛　细辛　干姜

上药各等分，研细末吹之。

① 天心：天空中央。

粪毒夏季雨后日蒸罨粪①，田中湿气与粪毒激薄，如人手足一触其毒，随肿赤焮痛夹痒，搔之不得，按之不可，状似疔疮，或破烂流水，仍是不消

甘蔗　莴苣皮　蒜头　明矾

煎汤，先熏后洗，数次可愈。

喉证含化丸风痰裹塞，喉中痰鸣，气粗。含之，吐出痰水自松

胆矾　牙皂　月石　明矾　海浮石　杏仁　朴硝　蒌仁　郁金　雄黄　乌梅　僵蚕

上药为末，蜜丸如芡实大，每含一丸。

梅核气喉下关梗胀气阻

当归二钱　白芍一钱　郁金一钱　佩兰叶一钱　五味三分　干姜二分　玫瑰花八分　天冬一钱　贝母一钱　青皮络一钱　香附一钱　炙杷叶一钱

引细辛一分。

元明醋治喉症痰壅气促

元明粉一钱　明矾一钱　火硝六分　牙皂五分　月石一钱

为末，醋一杯和匀，用鸡毛蘸醋，探喉即吐。

痰疬颈项发生硬核，如豆如梅，大则如李如杯

海蜇头　荸荠

① 罨粪：施于田间之粪肥。罨，施肥。

清早煨食。

烂皮风初起数点，黄水疮状，如误以水洗，则浸淫破烂，只皮腐不烂肉，游走最速

川柏末　青黛　湘黄　芙蓉叶　生石膏

上药为末，醋蜜和敷。

敷对口

乳没　石菖蒲　赤小豆　生军　赤芍　芙蓉叶　僵虫　紫荆皮

晒干为末，以蜜、酸醋和敷。冬加白芷，夏加朴硝。

敷搭背

青黛　乳没　僵虫　月石　大贝　生军　朴硝　芙蓉叶　赤小豆　银朱

晒干为末，红桐油和敷。

敷　乳

紫地丁　管仲　豆根　射干　橘核　漏芦　黄柏　青黛　乳没　月石　生军　朴硝　芙蓉叶　大贝　蒲公英　僵虫　紫荆皮

晒干为末，以葱汁、蜜和敷。

消串核

月石　青黛　薄荷　黄柏　大戟　甘遂　紫地丁　胡桐泪　蒲公英　白头翁　射干　管仲　木鳖仁　生磁石　川贝　戎盐　生军　朴硝　海浮石　芦荟　胡黄连　山茨菇

为末，掺膏药上贴。

消痞块

大戟　朴硝　没药　海浮石　干漆　月石　巴豆仁　凌霄花　茴茹　吴萸　三棱　水红子　急性子　硇砂　皂角　大黄　草果　管仲　马鞭草　甘遂　甘草

晒干为末，以葱汁、川蜜和敷。

消阳痈

白蔹　贝母　大黄　榆根白皮　皂角　白胶香　赤小豆　茄根　朴硝　明矾

又　方

白及　商陆　黄柏　三棱　漏芦　射干　芙蓉叶　蒲公英　紫地丁　蚕砂

晒干为末，以川蜜、菜油少许调敷。

消瘤丹

海藻　海带　贝母　浮石　蛤粉　赤小豆　乳没　昆布　月石　针砂　夏枯草　甘遂　甘草

晒干为末，以葱汁、醋、蜜和敷。

去风湿，治皮上作痒

蚕砂　蝉衣　白鲜皮　白蔹　槟榔　皂角　海桐皮　姜黄　明矾　苍术　羌活　木贼草　石菖蒲　朴硝　苍耳子　地肤子　蛇床子　浮萍　花椒　烟膏　桃丹

晒干为末，以川蜜、火酒和敷或煎洗。

洗风湿

豨莶草　羌独活　苍耳草　蜂房　狼毒　苦参　皮硝　蛇床子　胆矾　明矾　花椒　浮萍　松毛　食盐　萹蓄

煎洗。

湿热破烂作痒疮

蛇床子　明矾　花椒　烟膏　桃丹　铜绿　生石膏　黄柏　生军　白附子　皮硝　皂角　苍耳草　干浮萍　苦参

晒干为末，以白蜜、米醋和敷。

湿火流注肿块焮红，流走不定

白蔹　石菖蒲　生军　朴硝　射干　黄柏　芙蓉叶　漏芦

等分为末，以蜜和敷。

鹅掌风

斑蝥　花椒　轻粉　细辛　胆矾　川草乌　枫子仁　干姜　吴萸　牙皂　五倍　浮萍　洋庄　草果　皂矾　白附子　明矾　官桂　火硝

晒干为末，和膏药黐敷[①]手掌，三日一换，七次除根。

白癜风效方

土荆皮六钱　洋庄二钱　皂矾三钱　蛇床子三钱　桃丹三钱　白附子三钱　胆矾三钱　槲树皮三钱　生半夏三钱

---

① 黐（chī 吃）敷：贴敷。《玉篇·黍部》："黐，黏也。"

花椒二钱　蛇衣三钱　硫黄三钱　烟胶三钱　皂角五钱　轻粉三钱　雄黄三钱

以高粮[1]酒浸七日，先以生姜擦患上，每天早晚搽药，或玉簪花根捣溶和搽。

大麻风丸

大胡麻一斤　苦参一斤　白蒺藜一斤　生地一斤　苡仁四两　防风四两　荆芥四两　当归六两　灵仙八两　苍术六两　羌独活各三两　海风藤六两　全蝎四两　乌梢蛇八两　丹皮四两　蕲蛇八两　秦艽六两　干浮萍八两　角针[2]八两　知母八两　苍耳草八两　僵虫四两　地肤子六两　白鲜皮八两　白附子四两　蝉衣四两　豨莶草八两　胡黄连二两　夏枯草八两　川芎四两　蛇床子四两　黑芝麻二升　甘菊四两　首乌六两　杏仁四两　枫子仁二斤，煮七天，捣溶，铺纸上压去油　另捣生地　芝麻

各药晒干为末，加蜜为丸，每早晚开水各下三钱。

冻　疮

侧柏叶　楝树果　鸽屎　黄芩　黄柏　甘遂　蚕豆叶　冬瓜皮　茄根　川连　蛤粉灰　甘草

晒干为末，以花酒、姜汁、蜜和敷。

手足冻裂

胡桃仁　杏仁　枫子仁　官桂　甘杞　川连　侧柏叶

---

① 高粮：据文义当作“高粱”。

② 角针：皂角刺。又名皂角针。

白及　五倍子

晒干为末，同猪油捶敷。

治诸漏年久不收口方

血竭一两　炙甲片一两　甘杞二两　莲须二两　白芍一两五钱　制首乌二两　琥珀三钱　象牙屑四两　明雄二钱　飞朱砂一钱　明矾一两五钱　旧琉璃五钱，砂灰拌炒　黄占[①]一两五钱　川蜜三两　人指甲三钱，砂灰拌炒

各药为末，先煎白蜜成金色，再入黄占化熔，后投药末和匀，乘热为丸。每早开水下一钱。如肛漏，加刺猬皮一个，炙脆为末。

消诸漏管神方

象牙屑

每清早用豆腐皮包一钱，厚米汤送下，一月除根。

痔漏丸效方

明矾三两　象牙屑八两　莲须一两　血竭六钱　炒皂角一两　旧琉璃一两　刺猬皮一个，炒　胡黄连一两五钱　煅蜂房五钱　乳没各一两五钱　儿茶一两五钱　煅猪爪壳一两五钱　人指甲三钱，砂灰拌炒　琥珀四钱　明雄三钱　炙甲片一两五钱　朱砂二钱　黄占六两　鱼鳔四两，酒煮烂，杵为泥

为末，以黄占炖化，加米饭捣溶，和鱼鳔、黄占、药末，趁热为丸。每温花酒下三钱。

---

① 黄占：黄色或棕黄色之蜂蜡。

肠痈久不收口

象牙屑五钱　木耳三钱　黄占五分　旧筛罗绢一角　猪大肠二尺

每早煨食。

消痔散治肛门肿疼，欲成痔漏

生地　苦参　连翘　银花　泽泻　地榆　槐米　胡黄连　黄柏　车前子

烂漏管并外症头大蒂小，扣之自落

夏天取蜘蛛丝捻成细线，扣头大蒂小根上，亦可用针穿入漏管内，约六七日，管自开头自落。

脱肛末药

赤石脂　枯矾　倍子　诃子仁

为末，掺于肛门口。

熏脱肛月余方痊

生芪　防风　明矾　乌梅　石榴皮　槐花　五倍子　地榆　青葱

煎滚，先熏后洗。

尿脬畸①者遗尿

黄色绢一两五钱同炭灰滤汁煮极烂　黄占五钱　川蜜一两　马勃三钱　白及三钱　煎厚汁

另以莲须　赤石脂　五倍子去毛　乌贼骨　益智仁

① 畸：原字不清，据文义补正。

桑螵蛸　煅龙骨　明矾各三钱

共为细末，每用前汁过口，空心下三钱。要：一日不可说话咳声，犯之不验。

敷流注痰

丁香三钱　荜澄茄三钱　官桂三钱　干姜三钱　生军三钱　独活二钱　生半夏三钱　川草乌各三钱　牙皂三钱　乳没各二钱　吴萸三钱　白及三钱　白蔹三钱　姜黄四钱　苍术三钱　火硝三钱　洋庄一钱　川黄柏三两

晒干为末，蜜醋和敷，外贴皮纸，过五日一换。

消疔散

银朱一钱　朱砂一钱　康青[①]一钱　洋庄二钱　乳没各一钱　明雄　轻粉　蜂窝　磁石　杏仁　番八仁各一钱　蜈蚣二钱　全蝎　斑蝥　巴豆仁各二钱　蟾酥一钱五分　月石火硝　荔枝核各一钱五分　铜绿一钱

为末，掺膏药上贴。

癣癞效方

土荆皮　川草乌　明矾　花椒　胆矾　皂矾　白附子白鲜皮　海桐皮　西丁　枫子仁　蛇床子　桃丹　白信雄黄　轻粉　斑蝥　洋庄　水银铅同炼　槟榔　铜绿　巴豆仁　皮硝　全蝎　蜂窝　石灰　吴萸　狼毒　火硝　蜈蚣　大黄　皂角各四钱

晒干为末，掺布膏药上贴，七天一换。

---

① 康青：务本书药社本作“空青”。下同。

黑虎丹治搭背对口

全蝎　蜈蚣　蜂房炭　干蜘蛛　僵虫　乳没　磁石　斑蝥　炙甲片各一两

为末，掺患上，外贴膏药。

风寒湿痹一身串痛，脉浮迟或缓，临证择用

当归　桂枝　灵仙　羌独活　秦艽　桑寄生　八楞麻　木瓜　钻地风　天麻　姜黄　制豨莶草　络石藤　海风藤　寻骨风　海桐皮　苡仁　萆薢　巴山虎[①]　川芎

又　方

八仙草　孔麻骨　伸筋草　五加皮　赤苓　毛狗脊　乳香　鹿筋　虎骨　松节　桑枝尖　蚕砂　茄根　苍术　红花

煎服。

肝疽，左肋坚肿作疼，日久难溃脉洪弦而数

归尾　桃仁　泽兰　柴胡　香附　青皮　郁金　僵虫　元胡索　没药　五灵脂　新绛

截疟丹

牙皂　干姜　苍术　生半夏　草果　灵仙　白川　吴萸　官桂　常山　川草乌

为末，掺脐上，膏药盖贴。

---

① 巴山虎：务本书药社本作“虎骨”。

龟背痰效方

熟地　条参　沙蒺藜　女贞子　龟板　料豆　阿胶　骨碎补　制首乌　玉竹　丝瓜络

煎服。

绿膏药治足上湿热

蜈蚣一条　康青三钱　轻粉二钱　朴硝四钱　黄柏四钱　生军三钱　胡黄连二钱

晒干为末，用大麻仁四两同捶溶，作隔纸膏贴。

隔纸膏治臁疮

川黄柏五钱　生军四钱　胡黄连二钱　生石膏五钱　煅甘石三钱　元明粉三钱　月石三钱

晒，研末，麻油调作隔纸膏贴，六天一换。

乳岩已溃用

煅甘石一钱　蚌壳灰二钱　片黄五分　月石三钱　川黄连三钱　川黄柏三钱　生军三钱

捣敷。

清凉膏治红肿外症，不拘已溃并未溃

薄荷　栀子　大黄　丹皮　黄柏　知母　胡黄连　青黛　胆草　苦参　射干　朴硝　商陆　漏芦　生石膏

各等分，晒干为末，入膏药黐和匀，摊贴。

足上一点红肿痛，引一身恶寒发热，为脚气

苦参一钱，酒炒　通草一钱　苏梗一钱　苍术一钱　当归

二钱　炒知母一钱　防己一钱　酒炒黄柏一钱　茵陈三钱　苡仁三钱　独活五分

硇砂散治耳痔、鼻痔立效

硇砂二钱　轻粉六分　雄黄六分　冰片二分

乳至无声。

吹耳丹治耳内出脓水

青黛一钱　川连末一钱　芦荟一钱　陈升药一钱　轻粉二钱　青果炭一钱　海浮石二钱　雄黄五分　白矾五分　夜明砂一钱　桑螵蛸五分 甘石五分　西丁三分

乳至无声。

止鼻衄吹药

黑栀子　血余　乌梅炭　象牙末

为末，以墨汁和塞。

泻胆汤治鼻时流臭涕为鼻渊

胆草　胡黄连　芦荟　丹皮　当归　麦冬　知母　山栀　黄耆　苍耳子　柴胡

引猪胆汁冲服。

肺虚，风寒伏于脑户，鼻塞日久，不闻香臭

炙黄绵三钱　潞党参三钱　细辛二分　辛夷三分　白术二钱五分　苍耳子三钱　玉竹四钱　广藿香一钱五分　川百合三钱　川芎一钱

引莲子五钱

赤游丹[1]敷方

紫草　大黄　黄柏　黄连　射干　芦荟　月石　朴硝　青黛　人中黄　赤小豆

晒干为末，以川蜜、菜油和敷。

赤游丹煎方

胆草一钱　川连三分　黄芩一钱　栀子一钱　连翘一钱　青黛四分　蝉衣一钱　木通八分　甘草三分　车前子一钱　元明粉八分　灯草一分

杨梅毒

银花一钱　槐米三钱　胆草三钱　胡黄连一钱　芦荟一钱　苦参三钱　知母三钱　川黄柏三钱　锦纹三钱，后入　芒硝三钱，冲服

引百花酒二两，冲服。轻者十数帖，重者数十帖。

紫霞丹治梅毒注于大肠，肛门破烂

胆矾二钱　铜绿二钱　杏仁三钱　黄升三钱　银朱二钱　轻粉三钱　生石膏七钱

乳至无声。

银粉散治下疳破烂，定疼生肌

上好锡六钱用罐火上化开，加朱砂末二钱搅炒，朱砂枯时去朱砂，留锡再化开，投下水银一两和匀，倾出听用。

---

① 赤游丹：病名。小儿丹毒之一种类型，多因患儿于胎中受热所致。

又加定粉[1]一两，研极细，铺棉纸上卷成一条，一头点火，烧至纸尽为度，吹尽纸灰。将粉同前锡、汞后，加轻粉一两、月石三钱、寒水石三钱，共合一处，乳极细末，干掺烂处。

清肺饮治胸前骨凸将成鸡胸

生地　天麦冬　贝母　百合　条参　玉竹　白芍　阿胶

引李肉。

清肝化痰汤治项生瘰疬

夏枯草　生地　丹皮　海藻　海带　贝母　昆布　僵虫　当归　连翘

引荸荠二两、海蜇头一两，洗淡。

六味加肉桂汤治虚火牙疳并口舌破烂

熟地　丹皮　泽泻　茯苓　山药　萸肉　肉桂少许

串痰久溃不敛药粉效方

生芪　党参　白术　茯苓　山药　玉竹　百合　苏芡实　莲子

晒干，加炒黄粳米磨粉，每早入洋糖[2]调食。

消坚汤治左边肋胁肿痛如杯，此名肝痈

归尾二钱　郁金一钱　乳没各一钱　青皮一钱　僵虫一钱

---

① 定粉：铅粉。

② 洋糖：白糖。

香附一钱　木香三分　枳壳一钱　元胡索一钱　泽兰一钱　佛手五分　桂枝三分

引苏木末。

黄水疮

黄柏　枯矾　陀僧　蛤粉　生石膏　烟胶　黄豆炭

为末，蜜、醋和敷。

二黄散治红肿外症

黄柏一斤　生军八两　元明粉六两　生石膏四两

晒干为末，白蜜、清水和敷。

止血定痛丹

生南星二钱　生军三钱　降香末三钱　蒲黄灰二钱　血竭一钱五分　煅龙骨二钱　黄连末三钱　儿茶一钱　陈石灰三钱　棉花灰三钱

乳至无声，干掺。

月白珍珠散治外症肉长满不生皮

青黛五分　珍珠一钱　轻粉一两

乳至无声。

平安饼除疮口努肉

月石三钱　轻粉一钱　乌梅一钱

研极细末。

乳心疽

党参　玉竹　当归　白芍 僵虫　郁金　青皮　香附

佛手

合降药不焮痛

川连末二钱五分　陈降药六钱　生半夏末二钱

同乳匀，以糯米饭黐作条。

中气虚，相火上冲，口舌破疼

党参　白术　当归　熟地　干姜　附片

又搽药

川黄连　干姜　官桂

为末搽之。

拔根提毒丹治一切远年近日破溃与成管外症

升药一钱　陈降药二钱　银朱五分　生石膏八钱

擂至无声，或掺患上，或糯米饭捶溶，作条插入患孔。五日一换，四五次除根完口。

附卷　霍乱痧症撮要

徐兆英序

霍乱一症，极险极速，病家多束手无策，甚有不及医药而死者。即使延医诊治，亦苦仓猝，未克审症按脉，分别寒热，率以笼统治痧丸药试之。幸而获效，夸为神奇；不幸而毙，佥以为病本不治，付之天命而已。

今年入夏后，天气凉燠[①]无常，继以淫雨经旬，湿热熏蒸。藜藿之家，屋宇狭小，男妇多不知趋避，以致感受痧症，伤人极多。甚至顷刻间螺纹瘪陷，大肉尽脱，遂成不救。呜呼惨已！

赵君竹泉素得针灸秘传，凡遇是症，施治多应手而愈。近又著《霍乱痧症撮要秘法》继之以论，虽寥寥数页，而原本《灵》《素》，语有根柢[②]。病家医家得此一编，按症疗治，不至茫无主宰，可以为济世之慈航[③]矣。读竟佩服无既[④]，爰序而归之，并嘱付梓，以广流传。其有功医林，岂浅鲜哉！

光绪乙未季秋月愚弟徐兆英[⑤]拜序

---

① 燠（yù 玉）：热。

② 根柢（zhī 之）：根本。柢，植物的根。

③ 慈航：佛教语。谓佛、菩萨以慈悲之心度人，如航船之济众，使脱离生死苦海。

④ 无既：不尽。

⑤ 徐兆英：字毓才（1826—1905），清代江都人，咸丰二年（1852）举人。

附霍乱论

《素问》以当年运气适足太阴湿土所临，多病霍乱吐下。太阴者，本属三阴经，在脏为脾，五行主土，其性喜温而恶湿，受湿则病。所以一毫凉药入口，则脘顿胀；补药误投，中宫骤闭难开；辛烈暖剂，尤须详审。然则，当用何药而后可？曰：药贵平散，不宜偏寒偏热。平药下咽后，中和之气煦煦[①]春回，自可霍然而愈。盖脾者坐镇中枢，人生所入水谷，悉赖此土以磨荡，蒸变精微，化生气血，流贯一身，荣养[②]百脉，充肌泽肤，而周于性命者，使清升于上，浊降于下，诚如橐籥，而斡旋无滞。能为主宰者，岂非脾之力哉？夫如是，病从何生？但夏秋之交，流火灼金，天地如炉，烈日如炭，暑湿炎熇[③]之气迷漫寰区。而人日日熏炙其中，口鼻吸受最易，或更伤食饮，或素怀郁怒，中焦受病，开阖无权，一朝气机壅塞，心神烦闷，浊气上干则吐，清气下陷则泻，邪乱肠胃则腹内绞痛，非施针刺泄其毒血不能愈也。甚至手足转筋者，气闭则血凝，血凝则筋无以荣润[④]，故拘急而痛，宜行刮法，冀以舒缓其筋。春冬罕有斯病者，以节交夏至后一阴已生，阳刚渐衰，阴柔日进。人身一小天地，时遇炎夏，畴不畏热？或乘凉于树阴河畔，或居处于湿地深房，或露天

---

① 煦煦：温暖貌。
② 荣养：犹营养。
③ 熇（hè 贺）：火热。
④ 荣润：营养滋润。

夜卧阴凉外袭，或嗜啖生冷取快一时，或曾涉凉水，或暴雨渍身，无非内受阴湿之邪，伏而未动，不知不觉。迨至阳和气衰，阴浊僭乱，故霍乱乘机勃发。古之霍乱，即今之痧胀，病同而名异耳。至若负重致远，辛勤不辍，炎热蒸淫，劳动伤气而成热霍乱者，不少概见[①]，其与静而得之之症，施治方法又不可同日而语矣。凡染霍乱者，气惫息微，姜性辛窜，误食助热，兼损其阳，遂成莫救由来。疫气流行之际，合户沿门交相传染，藜藿者居多，富贵者较少。盖贫人房屋狭小，饮食杂投，一切起居，罔知趋避，故受病最易，亦最深也。爰括症势要言，撮其大略。至于方药运用之妙，不可执一，是在权操司命者之神明[②]变化耳。

霍乱痧症挈要秘法

盖人之口鼻，上通天气，一触秽浊，或停积滞，或食生冷，先伤气分，次及血分，使中焦气血阻闭不行，挥霍[③]闷乱，或吐或泻，不拘四季，猝然举发霍乱痧症，夏秋尤多，毫不发热，有随发随死者，有朝发夕死者，有发延数日而死者。先要照后穴道针出毒血，立松，后服煎方。凡生姜、米汤、酒食、补药、凉剂，入口即死。须饮开水一日，始可进稀粥汤，否则复发。

---

① 不少概见：意为难以见到。不，无。少，稍。概见，见其概貌。

② 神明：明智如神。《淮南子·兵略训》：“见人所不见谓之明，知人所不知谓之神。神明者，先胜者也。”

③ 挥霍：迅疾貌。

吐泻交作霍乱神方脉微细欲绝者，更有两脉沉伏不应指者，急当先刺诸穴，后服汤药

广藿香一钱　茅苍术一钱　厚朴八分　广皮一钱 六神曲二钱　炒枳壳一钱　赤苓二钱　木香三分

引灶心土六钱。

有凉加砂仁五分，有寒腹痛者加吴萸四分、乌药一钱、草果六分，四肢冰冷加桂枝三分，食积重者加山楂三钱、炒麦芽三钱。

有种手足转筋者，四肢湾处筋急踡曲，抽痛难忍，不得屈伸。须用棉线蘸麻油，两手轻轻在病者四湾缓缓刮之，迟则难救。待筋舒痛止，然后服前方加木瓜二钱。

又有绞肠痧者，不吐不泻，满腹搅痛，直如刀割，针刺疼不可当，须臾即死。速以食盐一斤炒暖，将青布包扎，置病者脐上护之，冷则另换热盐，约一时许痛止，再进前方，加元胡索一钱、乌药一钱。

间有暑霍乱者，由劳碌奔走长途烈日中所致，心烦口燥，并不发热，喘闷呕恶，神昏溺赤，脉虚或数：

香薷四分　郁金一钱　白扁豆三钱　陈芦黍秸五钱　银花一钱　佩兰一钱　鸡苏散二钱　蚕沙三钱

如受暑重者，加黄瓜皮五钱。

刺痧秘诀歌刺痧针用银丝做成，须加银丝绕柄，始不吸入肉内，及防针断

刺痧先百会顶中也，正印印堂也太阳宫两太阳也，

人中频下穴，手指曲池手湾也同，

中脘脐上也并足指，委中足湾也双用功，

生姜米饮酒，入口命应终。

先看两腿湾，必有细青筋，如未现者，以温水拍之自现，速刺此痧筋为要。

凡刺诸穴，出红血者易治，血黏纸上面紫底红者犹可治，血黏纸上面底皆黑者不治，如刺出黄水或白水者亦不治。

通关散治霍乱气闭血涩，先吹少许鼻孔，得嚏便松

牙皂一钱五分　月石一钱五分　细辛一钱　辛夷一钱　明雄一钱　蟾酥二钱　朱砂五分　原寸二分　冰片二分　鹅不食草二钱

晒干为末，乳至无声为度。

保和丸治霍乱吐泻，吹通关散后服此丸，可以转重为轻

藿梗一两五钱　炒枳壳一两五钱　郁金一两　小朴一两　茯苓一两五钱　焦楂二两　炒六曲三两　木香六钱　半夏一两五钱　苍术一两五钱　陈皮一两五钱

晒脆为末，水泛丸，每服开水下三钱。

霍乱不治症

两腮瘦削者气绝也，目眶陷下者血绝也，周身冰冷者阳绝也，大渴欲饮水者阴绝也，大汗不止者心液外脱也，鼻嗅痧药无嚏者肺绝也，妇女乳头缩上贴肉者，并目珠不转者肝绝也，男人卵子缩入腹内者肾绝也，口噤难言者胆绝也，吐不止者胃绝也，泻不止者大肠绝也，遗尿不知者小肠绝也，

腹痛不止者阴阳争战也，烦躁欲投水者阴阳两离也，手足转筋刮不能舒者筋绝也，浑身麻木不回者气血闭也，六脉全无者五脏绝也，囟门陷下者髓绝也，指尖纹瘪者气血陷也，针刺难入者肌肉绝也，凡针刺无血者经脉绝也，气喘脉促者阴阳交脱也，气少不语者阳不升也。以上各形症，凡见一端，皆不治。

尝见霍乱起时未经刺放，延至三五月不等，痧毒蓄而未散，心中时觉扰乱不宁，困惫，难于转动，不思食味，浑身筋骨掣疼，须看手足四湾，青筋尚在，必得针刺始愈，服前霍乱方可也。

每年一到冬令，天寒地冻，若阳虚者，易触冰冷，阴邪窜伏脉络，立使隧道凝塞，气血因之不行，胸次烦闷，不知所苦，四肢厥冷，并不发热，或无吐泻，六脉沉伏，神败难言，此之谓冷痧，极险之症，迥异于直中三阴伤寒，宜速投后方，温其经脉，通其脏腑，续其元阳，济万死于一生耳。若误服姜汤，则周身麻木立毙。

冷痧方

苍术一钱五分　桂枝八分　附子八分　草果六分　吴萸四分　藿香一钱五分　陈皮一钱

以上方法，诚由名师指授，加以临证功深，历试不爽，欲以公世，非敢杜撰以钓誉欺人。奈历来皆以治暑湿药疗痧胀，两症混为一门，贻误良多，深堪怜悯。盖痧胀头与身全不发热，若时感暑湿，头与身必壮热。辨症在此。医法在灵不在多，要征实效，非比文辞托诸空言也。

补遗疫痧方旱年贫人乏食中虚，一触暑气，头疼、干呕、烦热，互相传染

鸡苏散一钱　香茹☒①　郁金一钱　僵蚕一钱　苡仁三钱　银花炭一钱　白扁豆三钱

引黄粟三钱。治迟则死。

① ☒：底本漫漶不清，似为三钱五分。

校注后记

一、作者生平考

有关赵濂生平的可考资料不多，目前搜集到的有：①《内外验方秘传》（以下简称《验方》）中的马培之序（以下简称《验方》马序）；②《验方》中的徐兆英“霍乱痧症挈要”序；③《医门补要》[①] 中的马培之序（以下简称《医门补要》马序）；④《伤科大成》[②] 赵濂自序及陈凤章跋；⑤《丹徒县志摭余》[③]。

（一）生平事迹

赵濂，字竹泉，镇江（古亦称京口、京江、丹徒，今江苏镇江）人。学贯古今，精于医术，清同治、光绪年间以医闻名于时。马培之言其“于《灵》《素》、越人、长沙、《千金》《外台》，暨元明诸老作，靡不淹贯”（《医门补要》马序）；《丹徒县志摭余》记其“精医，通内典”；约光绪二十一年（1895）前后，应同乡李培松[④]聘请，于扬州施济药局住局施诊，“活人无算”（《丹徒县志摭余》）。其《验方》自序，即成文于扬州行医期间。

赵濂为医，既通经典，又重实践，强调“医贵乎精，学贵乎博，识贵乎卓，心贵乎虚，业贵乎专，言贵乎显，

① 医门补要：赵濂，光绪二十三年刻本。
② 伤科大成：赵濂，上海中医书局，1955 年。
③ 丹徒县志摭余：李恩绶，民国七年（1918）刻本。
④ 李培松：字韵亭（1844—1897），清江苏丹徒人。

法贵乎活，方贵乎纯，治贵乎巧，效贵乎捷”（《医门补要》自序），而此亦是赵濂本人一生的追求：“竹泉赵君，于医道潜心殚虑，极五十余年临证之经历，变化裁成，遂撰《内外验方秘传》二卷。”（《验方》马序）“赵君竹泉素得针灸秘传，凡遇是症，施治多应手而愈。近又著《霍乱痧症挈要秘法》继之以论。”（徐兆英“霍乱痧症挈要”序）“余常参汇医籍，遍访专家，四十余年，始获伤科抄本……细为校勘，择其精详，补其缺漏，加以经验之真，编辑成帙。”（《伤科大成》自序）“竹泉夫子，悯世心深，积数十年精力，博采群书，证诸平口治法手法，撰集成编。”（《伤科大成》陈凤章跋）“余不惮数十年心瘁，搜求前贤之义蕴，并所历各症之情形，更将师传以后化出诸法，汇辑成帙。”（《医门补要》自序）赵濂几部医著之完成经过，正是其此生追求之具体写照。

赵濂于内外各科均有建树，著有《内外验方秘传》两卷、“霍乱痧症挈要”一卷（附《验方》后）、《伤科大成》一卷、《医门补要》三卷、《青囊立效方》两卷，影响至今。弟子王寿璋亦擅名一时。

（二）与马培之关系

著名医家马文植（1820—1903），名培之，清江苏武进孟河（今属常州）人，孟河医派代表人物之一，因应诏进京为慈禧疗疾而医名大振。赵濂与马培之关系甚密。马氏先后为其两部医著作序，在《医门补要》序中，马氏谈及与赵濂的一次相会：“忆余自侍皇太后疾辞都门，由海上归故里，过京口，揽金焦之秀，获晤竹泉赵君，谈医竟日。”马培之荣归故里，途经丹徒，会晤赵濂时两人“谈医竟日”，足见关系非同一般。据马培之《纪恩录》① 记载，马氏进京为慈禧疗疾是光绪六年（1880），回归故里是第二年，即光绪七年（1881）。由马氏生年可知，此时马氏已 62 岁。

四年后的仲秋，“光绪乙酉仲秋月”，马培之为赵濂之《验方》作序，署曰“马培之拜序于京口旅邸”。可以推想：四年前两人的“谈医竟日”，或与《验方》一书有关。而此时，马培之已 66 岁。序言中，马氏言及《验方》之成书，为赵濂“极五十余年临证之经历，变化裁成”。五十多年的临证经历，成就此书，那么，此时的赵濂应是六十开外，年近七旬。

十二载后，马培之又为赵濂之《医门补要》写序，署为“光绪二十三年秋八月上浣②孟河文植马培之拜手书序”。“拜手”亦称“拜首”，表示恭敬。联系上篇《验方》序言“孟河马培之拜序于京口旅邸”中的“拜”字，或可认为赵濂年龄长于马培之，至少两人岁数相当。而“光绪二十三年秋八月上浣”的记载，在今可考资料当中，为赵濂在世活动最晚时间的记录。是年马培之 78 岁。

（三）生卒年月

由以上资料分析推算，赵濂约生于嘉庆二十一年（1816）至道光元年（1821）之间，卒于光绪二十三年

① 纪恩录：清光绪十八年（1892）重刊本。

② 上浣：指上旬。唐宋官员行旬休，即在官九日，休息一日。休息日多行浣洗，因以“上浣”指农历每月上旬的休息日或泛指上旬。

(1897)之后。

二、版本流传考证

查《中国中医古籍总目》（以下简称《总目》），得《验方》版本信息四条：①清光绪十一年乙酉（1885）刻本；②清光绪二十一年乙未（1895）刻本；③1930年上海务本书药社铅印本；④1983年泰州新华书店古籍部据抄本影印本。而经多方调查考证，归纳现存版本为三个系统：一是清光绪刻本及刻本之影印本；二是民国十九年（1930）上海务本书药社出版的铅字本；三是新中国成立后泰州新华书店古旧部传抄的现代手抄本及手抄本之影印本。分述如下：

（一）清光绪刻本

清光绪刻本，现存中国医学科学院图书馆一函两册（以下简称医科院藏本）、镇江市图书馆两册（以下简称镇江藏本）、长春中医药大学图书馆一函两册（以下简称长春藏本）、上海中医药大学图书馆一册（以下简称上海藏本）。

1. 基本信息考证

（1）内封页

现存之上述四个刻本，共同点是：书中既无刻印时间，亦无刻书者或刻书地的明确信息。其内封页（底本书影一），版框内只有书名“内外验方秘传”和“附霍乱痧症挈要”两列文字，且为同一刻版印刷；天头处，医科院藏本有“孟河马培之鉴定”七字，镇江藏本无字，上海藏本与长春藏本虽也有“盂河马培之鉴定”七字，但位置、刻写与医科院藏本不同，印刷也有些模糊。

（2）所载内容

根据四个刻本内封所示，全书内容当包括两大部分：①“内外验方秘传”上下两卷；②“霍乱痧症挈要”附卷一卷。据此考察：

医科院藏本内容完整，为足本。

镇江藏本附卷内容为假：正文中附卷标题变为“内外补遗方”，后为“夏日温疟方”“治红鼻方”“止遗尿丸”等十五六个方子，与内封所示“霍乱痧症挈要”内容不符，附卷实无。

长春藏本上下卷内容完整，无附卷。

上海藏本只有上卷（只有一册，同长春藏本上册），无下卷及附卷内容。

（3）装订情况

①序言之装订顺序不同。本书正文前有两篇序言，一是作者赵濂自序（以下简称自序），二是作者好友马培之序（以下简称马序），两序四本皆有，但医科院藏本、镇江藏本自序在前，马序在后；长春藏本、上海藏本则是马序在前，自序在后。

②分册之装订位置不同。本书分为两册装订，而分册处医科院藏本、长春藏本、上海藏本相同，上卷内容为上册；镇江藏本从上卷四十四页“妇人脏燥，悲哀欲哭，如凭鬼神，数伸欠”开始，分为下册装订。

(4) 刻印情况

《验方》一书刻版质量一般，所以在四个刻本比对时，除字体、笔势、相对位置、长宽大小比例之外，错字漏字、版框栏线等更是成为判断的依据。结果发现：除内封天头处以外，四个刻本错字漏字相同；版框大小之出入相同（原书版框尺寸并非一致，各页互有出入，四本相同），栏线斜直粗细相同，可认作挖补的页面也相同。经过仔细比对，确定四个刻本（附卷内容除外）皆为同一刻版印刷。当然，印刷时间并不相同。

2. 刻印时间考证

本书两篇序言，自序写于“光绪乙未”即光绪二十一年，马序写于“光绪乙酉”即光绪十一年。上述四个本子，因皆无刻印时间的明确记载，亦无其他资料证明，故对各本时间的认定，大都根据马序或自序的时间。《总目》中记录的“清光绪十一年乙酉（1885）刻本”和“清光绪二十一年乙未（1895）刻本”两条信息，即是如此得来。而事实上，两个结论均有误。

(1) 清光绪十一年乙酉（1885）刻本

如前所述，四个刻本皆有作者自序，而自序写于光绪二十一年。所以，四本皆非光绪十一年刻本无疑。

而且，写于光绪十一年的马序告诉人们，当时《验方》虽已成书：“竹泉赵君，于医道潜心殚虑，极五十余年临证之经历，变化裁成，遂撰《内外验方秘传》二卷”，但赵濂并未打算马上刊印，所以马氏言及：“虽然姑且滞于名山，留诸石室，犹之和璧隋珠，不至泯没，终必发其精华。”虽然暂且保留手中，但最终还是要刊行于世的。由此推知，光绪十一年并无刻本出现。而这一点，也印证于光绪二十一年的赵濂自序。如果此前已有刊本，赵濂自序中不会不做交代。由此可知，不管出于何种原因，直至光绪二十一年，马培之作序近10年后，赵濂才决定将其《验方》一书公之于世，且自己撰写了序言。故此，《验方》一书的最早刻本，当在光绪二十一年。

那又因何出现了“清光绪十一年乙酉（1885）刻本”的错误信息？

原因是：缺页不察。今版本信息记录为“清光绪十一年”的本子，自序在前，马序在后，而自序的第二页，即带有落款时间“光绪乙未”的一页缺失（似乎故意为之，内封天头处亦不见“孟河马培之鉴定”七字），导致两序合二为一，落款时间就只见马序之“光绪乙酉”了。且该本附卷内容为假，无徐兆英序言时间可参。由于对缺页无察，将此带有自序的版本误认为是“清光绪十一年乙酉（1885）刻本”，从而造成了版本信息的错误。

（2）清光绪二十一年乙未（1895）刻本

如单凭光绪二十一年的作者自序，就判断为光绪二十一年版本，也非准确。考此四个本子，均不见刻书时间、刻书地等信息，如“某某年镌”“版藏某某”等字样。可用来佐证时间的，除作者自序，还有刻于附卷“霍乱痧症挈要”之前的徐兆英序。徐兆英序中言及当年“入夏后，天气凉燠无常，继以淫雨经旬，湿热熏蒸”的非正常天气情况，说明赵濂在“施治多应手而愈”的良好临证基础之上，“又著《霍乱痧症挈要秘法》继之以论”，让他读后深感佩服，于是“序而归之，并嘱付梓，以广流传”。此序写于“光绪乙未季秋月”，正与赵濂自序时间“光绪乙未孟春”相应。此亦证明，光绪二十一年当有本书的一次刻印，而这次刻印包括了附卷“霍乱痧症挈要”的内容。可以断定，《验方》最早刻于光绪二十一年。

但又为何没有署明刻写时间与刻印方呢？思其原因，或许是今见各本，均非“光绪乙未”当年所印。

搜寻《验方》刻本时，最先找到的是医科院藏本的影印本，整理时发现其所存在的问题：①多处文字模糊难辨。最初以为是影印的原因，后来比对四本原书，发现多数模糊难辨之处各本皆然。其中自然不能排除刻写本身的原因，但从全书情况看，似更多是刻版磨损而印刷不清。②字体不一。翻阅全书，不难发现，下卷之十三页，刻写字体与全书不一，且文字较全书明显清晰，其中又以第一面中间之“芙蓉叶”三字最为突出；二十七页第二面四列“二黄散治红肿外症”中之“黄散治红肿”五字，与其上下字体不一，而与十三页字体相近。由此二例可证，今见各本已有挖补：因原有刻版磨损严重，故将不能再印之页换做重刻，将严重磨损之处挖除补刻。而挖补之事不会在光绪二十一年发生。

再比对四个本子，内封文字不尽相同，正文内容多少不一，装订顺序与装订分册位置也有区别等，现总括一表如下：

《内外验方秘传》现存四刻本情况对比表

现存四本	医科院藏本	镇江藏本	长春藏本	上海藏本
内封天头：孟河马培之鉴定	有，清晰	无	有，模糊	有，模糊
序言顺序	自序(1895) 马序(1885)	自序(1895) 马序(1885)	马序(1885) 自序(1895)	马序(1885) 自序(1895)
上卷内容	有	有	有	有
下卷内容	有	有	有	无
附卷内容	有	实无	无	无
分册位置	上卷 结束处	上卷 四十四页	上卷 结束处	上卷 结束处

显然，四个本子的印行时间并不相同。而印行至少分为三次：医科院藏本一次，镇江藏本一次，上海藏本、长春藏本或为一次。长春藏本没有附卷，或因附卷刻版丢失损毁；上海藏本虽有一册不便定论，但据内封看，应与长春藏本同一版次；镇江藏本附卷内容为补刻假冒，原因亦应是刻版丢失。如此，则三本均非光绪二十一年印行无疑。惟医科院藏本，内容完整，似为“清光绪二十一年乙未（1895）刻本”，但内封存疑。既是光绪二十一年刻印，又为何不署明时间？即使无疑，而内文有挖补，亦不当是初刻之年的光绪二十一年所为。故将此本断言为光绪二十一年版本，亦非准确。

再考医科院藏本，“玄”字缺笔、“歷（历）”字改字避讳，方名、药名中“玄”字改字避讳，如“元明醋”

“元明粉”，可知刻版时间应在清朝。而本书初刻时间是光绪二十一年（1895），至清亡只有16年时间，而此16年间，若是作者赵濂自己重刻，似不可能，除《验方》外，赵濂另有著作《医门补要》《伤科大成》等刊行；若别人盗版重刻，似亦不可能，原因是成本太高。而今见各本所以挖补印行，主要也是出于成本的考虑。由此推断，被挖补的刻版应是原刻版——光绪二十一年的初刻版。

综上所述，《验方》一书的最早刻印时间，当在光绪二十一年，无光绪十一年版本之说；今见四个刻本，皆为原刻版挖补后印行，且印行时间有先有后，亦不能确定其具体时间，故称为光绪二十一年版本并非准确。但是，其挖补内容较少，原版面貌犹存，所以，统称其为“清光绪刻本”较为适宜。

（二）民国铅字本

民国铅字本（以下简称铅字本），周志林校订，民国十九年（1930）上海务本书药社出版发行。现存于上海图书馆、上海中医药大学图书馆、长春中医药大学图书馆等多家图书馆。

铅字本马序在前，自序在后，之后增加周志林序，加简要目录。周志林序中强调验方之难得，社会之急求，赞《验方》一书“诚医家之南针，病家之福音”，故“为之校订刊行，宣中医之秘”，但未说明据何本整理。

与医科院藏本对照，其正文内容有上下两卷，无附卷内容。此本之突出特点是相对刻本改动较多：①序言词句改，方名、药名改，药物用量等也改。②内容增删。如

“外感杂症门”五字之后原有“以下诸方”等十七小字，铅字本中不见踪影；“四季冒风咳嗽”方后增加“引枇杷叶三片”，“暑症”方后加“西瓜皮三钱”等等。再如“两元散”方后本有“各五钱”，“必效丹”方后本有“各等分”的剂量说明，但铅字本不察，于各药名后加以不同用量，造成药量的前后矛盾。

值得肯定的是，铅字本修正了刻本的一些失误。

（三）现代手抄本

现代手抄本（以下简称手抄本）为1983年、1984年泰州新华书店古旧部组织人员传抄，现存中国国家图书馆一本（1984）、陕西中医学院图书馆一本、浙江中医药大学图书馆一本。

手抄本既未说明据何本抄写，也未记录抄写者为谁。马序在前，自序在后，据正文提取的目录置于正文之前。与医科院藏本对照，其正文内容只有刻本的上卷“内科验方”，外多一句“即八味丸除附易五味也”。似可理解为，手抄本抄自一个刻本残卷，否则不会只抄上卷的内容。

（四）影印本

本书影印版本有二：①医科院藏本的影印本，收于丛书《中国医学科学院图书馆馆藏善本医书》[①] 第四册；②国家图书馆所藏手抄本的影印本（以下简称国图抄本影印本），收于国家图书馆所藏古籍文献丛刊《中国古代医方

---

① 中国医学科学院图书馆馆藏善本医书：傅景华等编，中医古籍出版社，1991年9月。

真本秘本全集》[1] 清代卷第86册。

本来既有原书，影印本提及即可，但在版本调查与考证过程中，发现两个影印本都存在问题，需加以详细说明。

1. 医科院藏本影印本

此影印本之问题，主要有以下两个方面：

(1) 影印后形成“脱文”，以致失去原书原貌。

如上卷二十五页二面“引没石子”下、三十一页二面三列“丹皮”下、五十六页二面末列“黄柏”下，原书皆有药量，但不知何因，影印后药量丢失，形成脱文。

(2) 影印后出现“衍文”，以致改变原书原貌。

如影印本第二个“十二”页（即原书下册十二页，影印本无分册说明）二面七列，“和敷”二字中间似有一字，模糊难辨，原书无；影印本第二个“二十九”页（即原书下册二十九页），“又搽药”三字之下有“极速”二字，原书无，皆为影印后出现的“衍文”。

影印何以会出现“衍文”？原因是原书纸破，未作必要处理所致。

原书“又搽药”三字之下，纸张缺损约两大字面积（参见底本书影五）。此缺损对原文印刷本无影响，因缺损处恰好无字。而按常例，缺损处也不会透现下一面的文字，因为线装书是折页的。但此页为下卷正文的最后一

① 中国古代医方真本秘本全集：国家图书馆分馆编，全国图书馆文献缩微复制中心，2004年12月。

页，只有半页，所以其下一页第一面中的“极速”二字，就透过此处显现出来。而因为影印时未作必要的遮挡处理，故“极速”二字就“堂而皇之”地成为前一页的“正文”，由此成为衍文。同样情况，“和敷”二字中间模糊难辨的部分，也是因纸张缺损而未作遮挡处理所造成的。

此外，影印本还存在用笔描写原书之不清晰文字的情况。

此影印本多处已失原书原貌，当慎重使用。

2. 国图抄本影印本

此影印本的主要问题是“不到尾”。原因是《中国古代医方真本秘本全集》清代卷第86册只印至592页，而由其目录可知，《内外验方秘传》内容应至638页。故从本册593页开始至638页，影印内容共计缺46页（国图抄本正文15页至尾页）。此影印本缺页太多，直接影响使用。

（五）底本校本之确定

1. 底本之确定

由以上考证可知，四个刻本当中，只有医科院藏本有附卷内容，是唯一的足本，为四本中的最优版本，故确定医科院藏本为此次整理之底本。

此本封面为后加，内封页版框四周文武双边，天头刻“盂河马培之鉴定”，版框内正中刻书名“内外验方秘传”，左上刻“附霍乱痧症挈要”；正文版框尺寸大小不全一致，四周单边，无行线，白口，无鱼尾；版心处仅自序、徐兆英序和“附霍乱论”三部分刻有“序”或“论”字，其余只刻页码（马序一页除外，无字、无页码），每半页九行，行二十二字。全书分两册装订，下册页码另起于一，附卷页码另起。上下两册首页各有“北平协和医学院图书馆藏书”印章一方，全书有六处墨笔批注。

2. 校本之确定

《验方》一书之版本流传，脉络相对清晰，由刻本而至铅字本，或由刻本而至现代手抄本。底本选择也较容易，四个刻本为同一刻版印刷，唯有医科院本为足本，故选之即可。只是要找一个满意的主校本，实属不易。目前的唯一选择是铅字本，即务本书药社本。

如前所述，相对刻本，铅字本改动较多，但毕竟内容较全（铅字本无“附霍乱痧症挈要”标题，亦未提及此事），所以只能选铅字本即务本书药社本为主校本。只是因其相对刻本改动较多，考虑再三，决定不与通常情况下之主校本一般使用，如书中添加或改动的药量，改动的药名、方名及序言词句，只在特需之处出校出注，以供读者参考。

此外，手抄本虽然内容不全，但尚有一定的参考价值，故确定中国国家图书馆所藏泰州新华书店手抄本为参校本，赵濂的《医门补要》内容与《验方》互有关联，故作为他校本使用。

（六）底本之药名用字

底本中之药名，有大量的不规范用字及错字：①随意省减偏旁者：白矾、明矾、枯矾、皂矾、胆矾之“矾”刻作“凡”，枳壳、枳实之“枳”刻作“只”，桂枝、荔枝之“枝”刻作“支”，菟丝作“兔丝”，莪术作“我术”，烟胶作“烟交”，萹蓄作“扁蓄”或“扁畜”等；②随意添加偏旁者：白及作“白芨”，黄耆作“黄蓍”，白鲜皮作“白藓皮”等；③同音代替者：牛膝作“牛夕”，吴萸作“吴于”，栀子作“枝子”等；④其他原因致误者：秦艽作“秦芃”，黄芪作“黄茋”，紫菀作“紫苑”，甘草梢作“甘草稍”等。

考虑如此多的不规范用字及错字，若出校注，必定需要较大篇幅，故整理时凡底本中药名之不规范用字及错字，一律径改不出校，只特殊情况出校说明。

三、《内外验方秘传》方药思想及处方用药特点简介

《验方》是赵濂编著的一部经验方书，是其方药方面的代表著作，载方凡三百一十七条，包括戒烟与解鸦片毒方。其所载方剂，一方之后或又有加减，故称三百一十七条。综观赵氏自序、“霍乱论”等论述，以及所载验方，可见其独特的方药思想及鲜明的处方用药特点。

（一）方药思想

1. 重视运气，因病立方

赵濂溯源《灵》《素》，问道长沙，遵古人“因乎气运适逢其会，因地制宜，因病立方”（自序）之原则，依据运气、季节、个体等不同情况，判断疾病，因病立方。

其“霍乱论”中开篇即言：“《素问》以当年运气适足太阴湿土所临，多病霍乱吐下。”据《素问》运气流转

之理论，析当年乙未（1895）“多病霍乱吐下”之原因，分别设立疗“脉微细欲绝者”之“吐泻交作霍乱神方”“治霍乱气闭血涩”之“通关散”“治霍乱吐泻，吹通关散后服”的“保和丸”、治疗“迥异于直中三阴伤寒”病的“冷痧方”，以及“旱年贫人乏食中虚，一触暑气，头疼、干呕、烦热，互相传染”的“补遗疫痧方”。又如“大便闭门”专对老人立“润肠粥”一方，治老人大肠虚燥便结；“内伤杂症门”专立“老人用药法”，并加注提示“年老气血已虚，凡有外感，不可辛烈过散”，同时于方中强调季节不同而用药亦殊：“夏宜薄荷、豆豉，冬宜苏叶、桂枝。”真正体现了“因乎气运适逢其会，因地制宜，因病立方”。

2. 方即方法，方要灵活

赵氏认为，虽立方始自仲圣，其后代不乏人，然古人非能历遍诸疾而预立全方，因撰《验方》一书，以补立诸法，备人采择。其言补立诸法，非曰补立诸方，皆因赵氏于“方”之明确见解：“方者，法也。”（自序）“方”就是方法。古人立方，是给后人一治病的方法，而非给人一墨守的成方。一方面，“医者先须精研古方，使胸中早具成竹”（自序）；另一方面，在此胸有成竹的前提下，还要“通乎法之中，而化出法之外，流通活泼，如珠走盘，范围而不过”（自序）。故赵氏一再强调“见症变通”，其变通处方于其书中亦比比皆是。

如下卷外科验方中之“银粉散”“月白珍珠散”“硇砂散”等方，即是赵氏学习前人方法、灵活变通的例证。

对明代陈实功《外科正宗》卷三的"银粉散"，赵氏在其实际应用中增加月石、寒水石两味寒凉药物，以增强其清热解毒泻火之功效；而"硇砂散"经赵氏临证实践，加倍使用各药用量，不仅用来治疗鼻痔，而且用以治疗耳痔。对《外科正宗》卷四之"珍珠散"一条，赵氏提要化简，更集中药力用以"治外症肉长满不生皮"。

同样道理，赵濂立方也是给人一治病的方法，而非给人一墨守不变的成方。故其于《验方》开篇之处"外感杂症门"五字之后，即加十七字的强调说明："以下诸方须见症变通，不可执滞，误人罔效。"然后于"丸散门"下，又再嘱用方者："凡丸散，临证时酌意加减可也。"

赵氏强调"见症变通"，故对病症的辨别极为详细。如"外感杂症门"之"咳"症，即辨别为"咳久肺虚，冒风寒即咳，痰鸣气粗""冬月伤于风寒咳嗽""四季冒风咳嗽""春夏秋三时燥热熏肺作咳者""阴虚浮火冲肺作咳者""脾土虚不生肺金作咳者"等多条。非但如此，"外感杂症门"共二十六方，其中又有十七方于大字之后加小字说明（包括十五条脉象）。再如"内感杂症门"之"噎格"条后，又有"噎格喉胀，饮食难入，胸闷，脉弦细"与"噎格粒食不入，脘胀背疼，脉洪弦"的区分，并有"反胃"条与前区别。此外，"补遗方"中又补一条"肝逆犯胃呕吐噎格"。赵氏强调"酌意加减"，其书中随处体现。如上卷"类中风"方后加注"阳虚加附子一钱五分，鹿茸二钱；阴虚已极者加熟地六钱，龟板三钱"；下卷"蛇咬煎方"方后注"下部加牛膝、木瓜"，"治诸漏年久不收口方”方后注“如肛漏，加刺猬皮一个，炙脆为末”等；附卷“吐泻交作霍乱神方”方后注“有凉加砂仁五分；有寒腹痛者加吴萸四分，乌药一钱，草果六分；四肢冰冷加桂枝三分；食积重者加山楂三钱，炒麦芽三钱”等。而在附卷之“霍乱论”中，赵氏最后强调的即是：“至于方药运用之妙，不可执一，是在权操司命者之神明变化耳。”

（二）处方用药特点

1. 内服王道，外用霸道

处方用药，《验方》总的特点为：内服尊王道，外用尊霸道。以汤液类与丸散类相较，无论外感杂症、疟疾、泄泻，还是内伤杂症、妇科疾病，凡内服汤剂，赵氏处方必力求平稳，很少用峻猛之药，包括大便闭结。大便闭门共五方，仅第五“时邪有日，热退身凉，体不足大便闭结”一方使用锦纹（大黄）、元明粉（作为芒硝制品，元明粉制后性缓和），说明赵氏泻而不重攻逐，尤重护津。而外用丸散药中却不乏峻猛，如“蟾酥散”中有蟾酥、月石、朱砂、扫盆（轻粉），“九转丹”中用净红升、银朱、水飞桃丹，“九二丹”中有净黄升、水飞黄丹（铅粉），“合掌散”中用升底（升药底）、西丁（硫黄）等。

赵氏外用药比较峻猛，内服药力求平稳之原因在于：丸散起效慢，不稍作峻猛，效果难以速显；汤剂起效快，易伤正气，故力求平稳。

2. 方多不设方名，药不讲究贵重

赵氏一再强调“见症变通”，故所载验方三百多条，大多不设具体方名，而于方名位置，作极其详细的病症描述，如“虚人冒风旧哮复发，气壅痰鸣不能卧”“夏伤暑湿致赤白痢”“妇女天癸不循正轨，反逆行为吐血”等。即使称为“某某方”者，其中又有“肝木犯胃并寒停脘中作疼难忍方”“治诸漏年久不收口方”一类的名称。此外，赵氏处方极少使用贵重药，如阿胶、鳖甲，书中涉及阿胶者只占总方的约十分之一，涉及鳖甲的只有三处。

赵氏方中极少贵重药，面向的主要是平民大众，“血癥丸”方后注“贫者去琥珀、硇砂”也是明证；不设方名而对病症作详细描述，使“人人可以对病检方而施治”。（《验方》马序）此两者亦当是《验方》广受欢迎而多次印刷的重要原因之一。

3. 重疏肝气，罕用柴胡

赵氏疗疾，重疏肝气，尤以胸胃痛与妇科两门方剂最具代表性。

凡疼痛，必与肝气有关，故胸胃痛门八方，方中明确指出肝木肝火与犯胃相关的四方，肯定疏理肝气；而另外四方，赵氏亦必用疏肝之品。第三方“中虚脘痛，有因寒引起，有受饥饿者”用白芍、吴萸，第四方“心胃痛”用吴萸、川楝子，第七方“痞满脘痛”用郁金，第八方“胸次痹痛”用香附。妇科门则以最后一方第三十九方最具代表：“孀妇室女尼姑每多抑郁，遇其有病，稍加解郁药于应用剂中，庶可有效”，组方为“郁金、佩兰、香附、青皮、川芎”。

赵氏重疏肝气，但罕用柴胡。柴胡用于疏肝解郁，而妇科病大多涉及肝郁、气滞、血瘀，故现在用药往往首选柴胡。但妇科门中凡三十九方，仅“肝郁”“气郁侮中成癥”“宜男”三方使用柴胡。补遗门中另有妇科三方，未见柴胡。而胸胃痛门共八方，也无一方使用柴胡。赵氏处方罕用柴胡，当与古人“柴胡劫肝阴”之说有关，其思想或受叶天士影响。

除此之外，赵氏治疗小便闭通下必宣上、治疗头痛必升清阳等处方特点，不再一一举例。

《验方》一书，是赵氏精研《灵》《素》诸经理论，经五十余年临证实践，化裁变通古方而总结出来的一部经验方书，辨证极为详尽，处方灵活变通，用药面向大众，在清末众多方书中独具特色，对今天之从医者极具借鉴意义。

总书目

伤寒论类方
伤寒论特解
伤寒论集注（徐赤）
伤寒论集注（熊寿试）
伤寒微旨论
伤寒溯源集
订正医圣全集
伤寒启蒙集稿
伤寒尚论辨似
伤寒兼证析义
张卿子伤寒论
金匮要略正义
金匮要略直解
高注金匮要略
伤寒论大方图解
伤寒论辨证广注
伤寒活人指掌图
张仲景金匮要略
伤寒六书纂要辨疑
伤寒六经辨证治法
伤寒类书活人总括
张仲景伤寒原文点精
伤寒活人指掌补注辨疑

诊　　法

脉微
玉函经
外诊法
舌鉴辨正
医学辑要
脉义简摩
脉诀汇辨
脉学辑要
脉经直指
脉理正义
脉理存真
脉理宗经
脉镜须知
察病指南
崔真人脉诀
四诊脉鉴大全
删注脉诀规正
图注脉诀辨真
脉诀刊误集解
重订诊家直诀
人元脉影归指图说
脉诀指掌病式图说
脉学注释汇参证治

针灸推拿

针灸节要
针灸全生
针灸逢源
备急灸法
神灸经纶
传悟灵济录
小儿推拿广意
小儿推拿秘诀
太乙神针心法
杨敬斋针灸全书

本　草

药征
药鉴
药镜
本草汇
本草便
法古录
食品集
上医本草
山居本草
长沙药解
本经经释
本经疏证
本草分经
本草正义
本草汇笺
本草汇纂
本草发明
本草发挥
本草约言
本草求原
本草明览
本草详节
本草洞诠
本草真诠
本草通玄
本草集要
本草辑要
本草纂要
药性提要
药征续编
药性纂要
药品化义
药理近考
食物本草
食鉴本草
炮炙全书
分类草药性
本经序疏要
本经续疏
本草经解要
青囊药性赋
分部本草妙用
本草二十四品
本草经疏辑要
本草乘雅半偈
生草药性备要
芷园臆草题药
类经证治本草
神农本草经赞
神农本经会通
神农本经校注
药性分类主治
艺林汇考饮食篇
本草纲目易知录
汤液本草经雅正
新刊药性要略大全
淑景堂改订注释寒热温平药性赋
用药珍珠囊　珍珠囊补遗药性赋

方　书

医便
卫生编
袖珍方
仁术便览
古方汇精
圣济总录
众妙仙方
李氏医鉴
医方丛话
医方约说
医方便览
乾坤生意
悬袖便方
救急易方
程氏释方
集古良方
摄生总论
摄生总要
辨症良方
活人心法（朱权）
卫生家宝方
见心斋药录
寿世简便集
医方大成论
医方考绳愆
鸡峰普济方
饲鹤亭集方
临症经验方
思济堂方书
济世碎金方
揣摩有得集
亟斋急应奇方
乾坤生意秘韫
简易普济良方
内外验方秘传
名方类证医书大全
新编南北经验医方大成

临证综合

医级
医悟
丹台玉案
玉机辨症
古今医诗
本草权度
弄丸心法
医林绳墨
医学碎金
医学粹精
医宗备要
医宗宝镜
医宗撮精
医经小学
医垒元戎
证治要义
松厓医径
扁鹊心书
素仙简要

慎斋遗书
折肱漫录
济众新编
丹溪心法附余
方氏脉症正宗
世医通变要法
医林绳墨大全
医林纂要探源
普济内外全书
医方一盘珠全集
医林口谱六治秘书
识病捷法

温　病

伤暑论
温证指归
瘟疫发源
医寄伏阴论
温热论笺正
温热病指南集
寒瘟条辨摘要

内　科

医镜
内科摘录
证因通考
解围元薮
燥气总论
医法征验录
医略十三篇
琅嬛青囊要
医林类证集要
林氏活人录汇编
罗太无口授三法
芷园素社痎疟论疏

女　科

广生编
仁寿镜
树蕙编
女科指掌
女科撮要
广嗣全诀
广嗣要语
广嗣须知
孕育玄机
妇科玉尺
妇科百辨
妇科良方
妇科备考
妇科宝案
妇科指归
求嗣指源
坤元是保
坤中之要
祈嗣真诠
种子心法
济阴近编
济阴宝筏
秘传女科

秘珍济阴
黄氏女科
女科万金方
彤园妇人科
女科百效全书
叶氏女科证治
妇科秘兰全书
宋氏女科撮要
茅氏女科秘方
节斋公胎产医案
秘传内府经验女科

儿　　科

婴儿论
幼科折衷
幼科指归
全幼心鉴
保婴全方
保婴撮要
活幼口议
活幼心书
小儿病源方论
幼科医学指南
痘疹活幼心法
新刻幼科百效全书
补要袖珍小儿方论
儿科推拿摘要辨症指南

外　　科

大河外科
外科真诠
枕藏外科
外科明隐集
外科集验方
外证医案汇编
外科百效全书
外科活人定本
外科秘授著要
疮疡经验全书
外科心法真验指掌
片石居疡科治法辑要

伤　　科

正骨范
接骨全书
跌打大全
全身骨图考正
伤科方书六种

眼　　科

目经大成
目科捷径
眼科启明
眼科要旨
眼科阐微
眼科集成
眼科纂要
银海指南
明目神验方
银海精微补

医理折衷目科
证治准绳眼科
鸿飞集论眼科
眼科开光易简秘本
眼科正宗原机启微

咽喉口齿

咽喉论
咽喉秘集
喉科心法
喉科杓指
喉科枕秘
喉科秘钥
咽喉经验秘传

养　生

易筋经
山居四要
寿世新编
厚生训纂
修龄要指
香奁润色
养生四要
养生类纂
神仙服饵
尊生要旨
黄庭内景五脏六腑补泻图

医案医话医论

纪恩录
胃气论
北行日记
李翁医记
两都医案
医案梦记
医源经旨
沈氏医案
易氏医按
高氏医案
温氏医案
鲁峰医案
赖氏脉案
瞻山医案
旧德堂医案
医论三十篇
医学穷源集
吴门治验录
沈芊绿医案
诊余举隅录
得心集医案
程原仲医案
心太平轩医案
东皋草堂医案
冰壑老人医案
芷园臆草存案
陆氏三世医验
罗谦甫治验案
临证医案笔记
丁授堂先生医案
张梦庐先生医案

养性轩临证医案
养新堂医论读本
祝茹穹先生医印
谦益斋外科医案
太医局诸科程文格
古今医家经论汇编
莲斋医意立斋案疏

医　　史

医学读书志
医学读书附志

综　　合

元汇医镜
平法寓言
寿芝医略
杏苑生春
医林正印
医法青篇
医学五则
医学汇函
医学集成
医学辩害
医经允中
医钞类编
证治合参
宝命真诠
活人心法（刘以仁）
家藏蒙筌
心印绀珠经
雪潭居医约
嵩厓尊生书
医书汇参辑成
罗氏会约医镜
罗浩医书二种
景岳全书发挥
新刊医学集成
寿身小补家藏
胡文焕医书三种
铁如意轩医书四种
脉药联珠药性食物考
汉阳叶氏丛刻医集二种